ママになった 歯科医師・歯科衛生士・管理栄養士が伝えたい!

食育と むし歯予防の本

神山ゆみ子・今村幸恵・鈴木和子・今村智之 ●著
丸森英史 ●監修

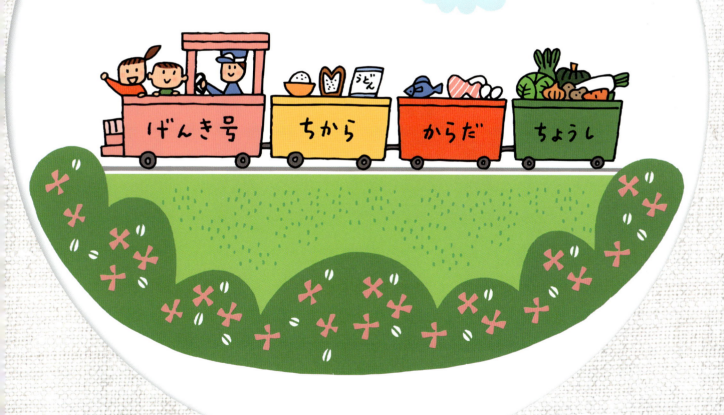

This book was originally published in Japanese
under the title of :

MAMANINATTA SHIKAISHI SHIKAEISEISHI KANRIEIYOSHI GA TSUTAETAI!
SHOKUIKU TO MUSHIBAYOBO NO HON
(Dietary Education and Cavity Prevention - Advice from Dental and Food Specialist Moms)

MARUMORI, Hidefumi
   Dentist
KAMIYAMA, Yumiko
   Dentist
IMAMURA, Yukie
   Dental Hygienist
SUZUKI, Kazuko
   Dietician
IMAMURA, Tomoyuki
   Dentist

© 2018 1st ed.
ISHIYAKU PUBLISHERS, INC.
  7-10, Honkomagome 1 chome, Bunkyo-ku,
  Tokyo 113-8612, Japan

はじめに

　むし歯にならないためには、3度の食事をしっかりバランスよくとり、甘い物を食べすぎないこと、歯磨きを上手にすることが大切です。特に乳幼児期は、甘い物を控えることでいろいろな食材を味わえる味覚を育てることが最大のポイントです。それらをこの時期に生活習慣として身につけられたら一生の宝になります。

　この考えは、1981年に丸森賢二先生監修のもとに、「子どもの歯の健康　5部作」（医歯薬出版刊）でまとめられたものです。多くの歯科関係者、保育関係者に歯科からのむし歯予防の指導書として永く愛読されてきました。まさに、むし歯をつくらないための乳幼児期からの食生活や歯磨きの工夫をまとめた内容でした。この考えに沿って育てられた世代がお母さん、お父さんになり、我が子でも「食を通した、むし歯予防」を実践してきました。そしてその成果を、診療室での指導や子育てサークルで多くの方に伝えてきました。育児に一生懸命取り組まれている多くの方々と出会い、悩みを話し合い、そのなかでむし歯予防に役に立つ具体的な生活での工夫を探ってきました。その活動の輪は、いまも広がっています。

　この本は、その活動が元になっています。お母さん方、お父さん方に読んでいただき、すぐに実践できる内容にまとめました。写真で見て理解できるように、子どもたちの素敵な生活でのシーンを多くの方々に提供していただきました。歯科衛生士や歯科医師、さらにむし歯予防に関心のある医療関係者にも、お話しするときのツールとして利用していただけるように専門的な内容も加えてあります。

　「歯ブラシはいやがるし、甘い物は大好きだし……」と悩むお父さん、お母さんは多いかもしれません。「もうむし歯だし、ておくれ？」。
　そんなことはありません。気づいたときにスタートすればいいのです。この本をきっかけに、豊かな食生活と健康を手に入れるヒントをつかんでいただけることを願っています。

2017年12月

著者一同

むし歯のない元気な子どもを育てる本

むし歯のない、なんでも食べる子に育てたいと思いませんか？

「むし歯」と「なんでも食べる」は関係あるの？ …8　　毎日の生活のなかで楽しく取り組むむし歯予防 …10
「げんき号」で食べよう！ …14　　「歯」のなやみリスト …16　　「食」のなやみリスト …17
しっかり食べて、よい歯をつくろう！ …18

Recipe1
甘い物とからだの健康

砂糖とむし歯との関係 …20　　むし歯を防ぐ唾液の働き …21　　砂糖の悪さは、食べ方が決め手！ …21
砂糖の限度量は？ …23　　砂糖のとりすぎは健康リスクにつながる …24
砂糖の害を帳消しにする方法はあるか？ …24　　食生活の偏りは乳幼児期から始まっている？ …25

Recipe2
子どもの味覚を育てる

3歳までは人生のうちで一番大切な時間 …28　　離乳食は甘い物以外の味を教えるとき …28
3歳まで甘い物をなるべく与えない意味 …29　　甘い物好きの野菜嫌い …30
毎日の食事で素材の味を教える …30　　「うちの子はこれが嫌い」と言わないで …30
だしのうま味は子どもの大好物 …31　　はじめての味にチャレンジ！4カ月の春奈ちゃん …32

Recipe3
「げんき号」で食べるきっかけづくり

「げんき号」が一つひとつ見える食事に …36
「げんき号になってさえいればよい」と思うと食事づくりが楽に！ …36　　〝チャレンジ〟は余裕があるときに …37
楽しい食卓づくりのヒントがたくさん　ちから号 …38　　からだ号 …41　　ちょうし号 …43

Recipe4
忙しいお母さんも「げんき号」でつくっています

忙しい家庭の食事づくりのヒント …52

Recipe5
食べない悩みの解決へ〜仲間で育つ子どもの食

家族はいちばんの仲間！ …60　　幼稚園や保育園での食育の成果〜仲間といっしょに楽しい食事 …60

※本書の写真はすべて本人または保護者より掲載の承諾を得ています

Page Design：桜庭文一＋ciel inc.
Illustlation：福々ちえ，TDL，わと

Recipe6
おやつの役割・甘い物とのつき合い方

おやつの役割ってなに？ …70　　どんなおやつをどのくらいあげたらよいのでしょうか？ …71
親子でいっしょにつくるおやつって楽しいね …74　　知恵を出し合ったおやつ対策 …75

子どもの食事　ここがポイント …80

Recipe7
歯磨き大好き

0歳の歯磨き …84　　1歳の歯磨き …86　　仕上げ磨きのポイント …89　　2歳の歯磨き …91
3歳の歯磨き …93　　4歳の歯磨き …95　　5歳の歯磨き …97　　6歳臼歯ってどんな歯？ …99
6歳の歯磨き …100　　自分で上手に磨けるよ！ …102　　毛先磨きのポイント …104

Recipe8
むし歯ができてしまったら……

子どもの歯（乳歯）にむし歯ができたら……？ …106　　次の目標は大人の歯（永久歯）を守ること …106
むし歯の治療について …107　　むし歯の進行を抑える薬 …108　　"禁止"で予防は難しい …109
「ちゃんと説明してくれ」にこたえる …109

Column　子どもが病気のときはどうしたらいいの？ …113

Recipe9
「食と歯磨き」の疑問に答えます！

Q1　いつまで、甘い物ゼロですか？ …116　　Q2　砂糖の限度量を守るためのポイントは？ …116
Q3　おやつを「もっと」とほしがるのですが…… …116　　Q4　食事をあまり食べません…… …117
Q5　ついおかしをあげてしまうのですが…… …119　　Q6　おやつの自立はいつごろですか？ …118
Q7　砂糖はそんなに悪い物ですか？ …118　　Q8　自然の甘味はどうですか？ …119
Q9　母乳はむし歯になりませんか？ …119　　Q10　いつから母乳以外のものをあげますか？ …120
Q11　おさえつけても仕上げ磨きはしたほうがいいですか？ …120
Q12　仕上げ磨きはいつまでですか？ …121　　Q13　歯磨き剤はつけたほうがいいですか？ …121
Q14　フロスは使ったほうがいいですか？ …121
Q15　歯磨きをした後にごほうびで歯磨きタブレットをあげてもいいですか？ …122
Q16　食後にガムを噛むとよいと言われたのですが……？ …122
Q17　噛むのが苦手のようなのですが…… …122

むし歯のない、なんでも食べる子に育てたいと思いませんか？

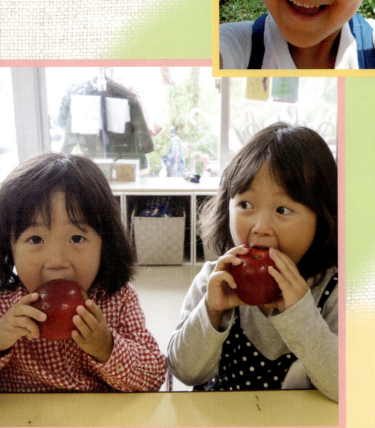
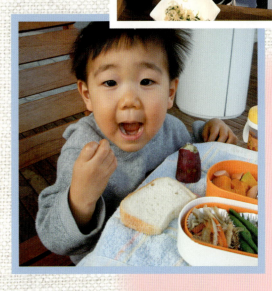
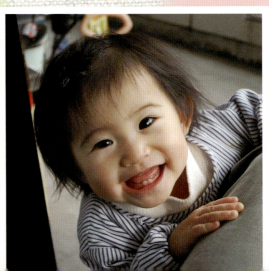

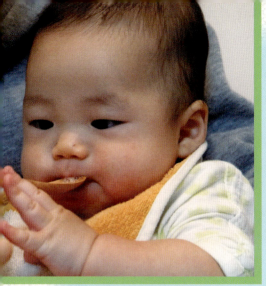
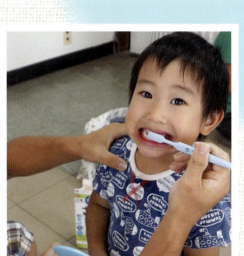
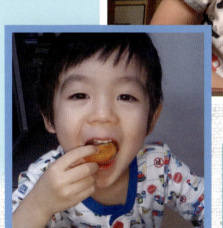
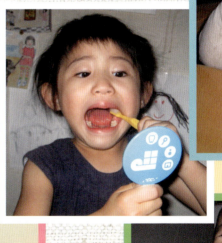
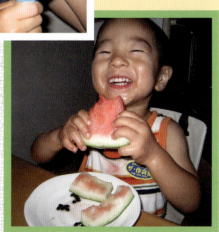

「むし歯」と「なんでも食べる」は関係あるの?

食事をしっかりとるとむし歯にならない?

　バランスのよい食事をしっかりとると途中でお腹が空くことなくおもいっきり遊べます。すると、やたらと甘いお菓子などをほしがりません。そして、お腹が空いたらまたしっかりと食事ができます。このように、子どもが小さいうちは、甘い物を遠ざける工夫をして「食べる時間」と「遊ぶ時間＝食べない時間」のメリハリをつけて過ごす生活がむし歯の予防につながります。

　一方で、むし歯予防のためには歯磨きも大切です。子どもが「上手に歯を磨けるように」「仕上げ磨きを嫌がらないように」歯ブラシに慣れることからはじめ、すこしずつ上手になってください。無理強いをせずに、子どものペースに合わせて進めていくと、歯磨きが大好きになります。そのためにも、食生活を整えておくことがまずは大切なのです。

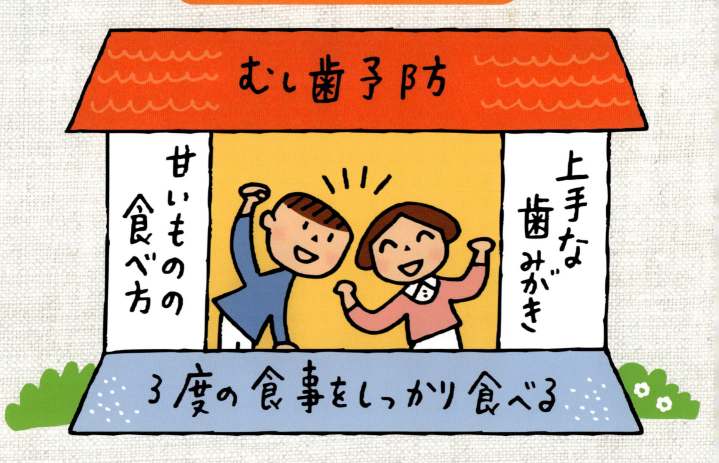

むし歯予防2本の柱と土台

むし歯の成り立ち

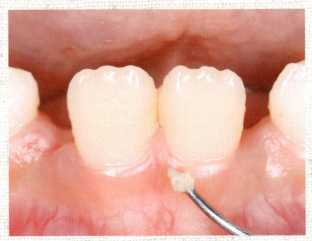

歯の表面にべたべたとした白や黄白色の歯垢がついています。歯垢は「バイオフィルム」ともよばれ、細菌とその代謝物のかたまりです。歯垢1mg中に数億の細菌が存在します

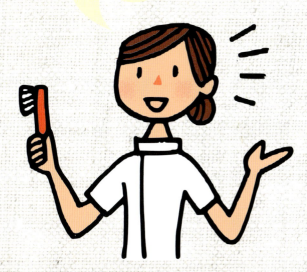

上手に歯磨きをすると、歯垢（しこう）（歯の表面の汚れ）を取り除くことができます。ただ、毎日の暮らしのなかで口の中から完全に歯垢を取り除くような歯磨きをすることはとても難しいため、むし歯にならないような食生活が大事なのです。

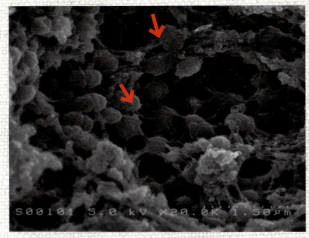

歯面につくられたバイオフィルム（細菌の塊）
提供：鶴見大学歯学部探索歯学講座・花田信弘教授

矢印の先に見えるのが歯の表面に密集した細菌です。細菌はその周囲に糊（のり）状の物質をつくりだし、バイオフィルムができます。その中で糖（代表的な物が砂糖です）をさまざまな種類の細菌が代謝してバイオフィルムが厚くなり、やがてミュータンス菌という細菌が増えて酸が溜まりやすくなり、この酸が歯を溶かしてむし歯が進んでしまいます。つまり、甘い物と細菌の共同作業でむし歯ができるのです。甘い物と細菌の量がむし歯のリスクとなります。

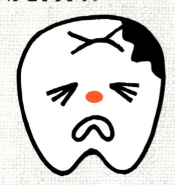

毎日の生活のなかで楽しく取り組むむし歯予防

毎日の生活のなかでどう取り組めばいいの?

食事が大切だとはいっても、「好き嫌いはあるし、歯磨きも嫌がる」と悩むお母さん、お父さんもいるでしょう。3度の食事をしっかり食べて、歯磨きをして……毎日の生活の中でこれを上手にすることは意外に難しいものです。

まずは歯科衛生士ママが「むし歯予防」と「なんでも食べてじょうぶな子」を目標に子育てをした様子を紹介します(⇒右ページ「むし歯ゼロ なおちゃんの成長記」)。子どもは楽しいことが大好きです。ママは楽しく取り組めるようにいろいろな工夫をしました。

豊かな食に出合うための知恵

しっかりと食事をするには、からだをつかっておおいに遊び、お腹を空かせることが必要です。そのためにはよく寝ることも大切です。食べる、遊ぶ、寝る、こうした生活を整えれば歯もからだもじょうぶに育つのです。

しっかりとした食生活を身につけるためには、乳幼児期からさまざまな味覚に慣れ親しみ、食べられる食材を広げていくことが大切です。そのためには、3歳ごろまでは甘い物を遠ざけて、甘味以外の味を好きになるチャンスをつくりましょう! その際、子どもが楽しめるように親が知恵を働かせ、ちょっとした工夫をすることがポイントになります。

この時期の歯を守るために

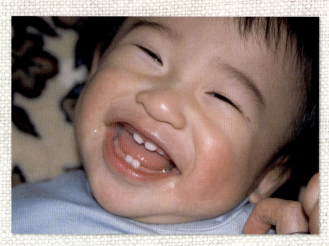

生えたての歯は成熟していないため、酸に対する抵抗力が不十分です。唾液などを介してカルシウムなどを取り入れ、数年かけて強くなるのです。歯が弱い時期に甘い物を多く食べるとむし歯になりやすいのです。
甘い物を遠ざけ、歯を磨く習慣をつけることでよい歯が育ちます。

歯磨き大好き！食べるの大好き！むし歯ゼロ なおちゃんの成長記

0カ月
哺乳は「噛む」ための第一歩

おっぱいは顎、舌、口の周りの働きをしっかりさせ、噛める口への準備です

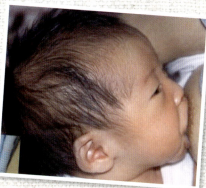
生後30日

5カ月
味覚学習スタート！

まずはスティック野菜を持たせます。握りやすいように大きめにカットしたセロリ。はじめての味に驚き、変な顔をしますが、すぐに慣れます

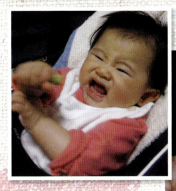

6カ月後半
味に慣れてきました

すじを取らずに硬めにゆでたアスパラガスを歯の生えていない奥に入れてしゃぶります

口の中の様子

歯ぐきの中で乳歯が生える準備をしています

6,7カ月
離乳食スタート

7カ月。自分もスプーンを持って食べる気満々。ママの「おいしいね」の声にとっても嬉しそう

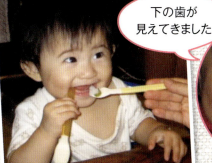
下の歯が見えてきました

口の中の様子

9〜11カ月
食べむらがでてきました

子どもの調子や調理法によって食べむらがでてきます。ぷーっと吹いて、食べません

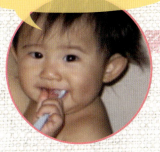
なんでも口に入れる。歯ブラシに慣れるのもいまがチャンス！

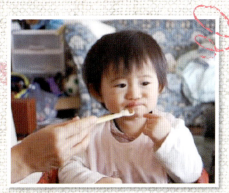

1歳

自分で食べたい気持ちを大切にします

1歳になると自分で食べたがり、道具を使いながらの食事がしたくなります

1歳3カ月
スプーンと口との距離がつかめず、上手に口に入りません

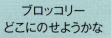

[手づかみ食べ] 納豆
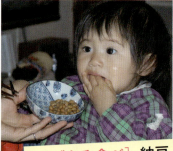

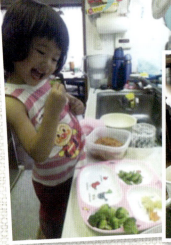
ブロッコリー どこにのせようかな
おやつの食パン。食べやすくサイコロ切り

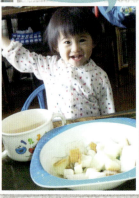
自分で食べるとおいしい！

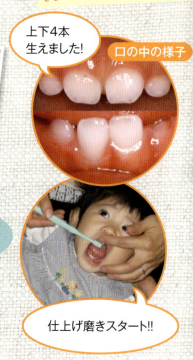
上下4本生えました！
口の中の様子
仕上げ磨きスタート!!

2歳

なんでも食べられるように！

「ちょっぴりお味見させて」
「どうぞ」

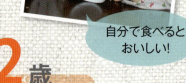
ちょっとつまみ食い
山いも　タコ

2歳7カ月
何でもやりたがりやさん。では、お願いします！

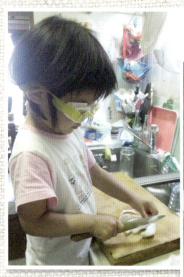
ゴーグルをつけて玉ねぎカット

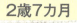
塩ゆでブロッコリー、おいしい！

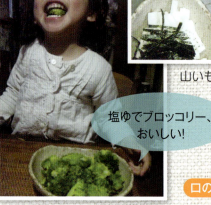

2歳11カ月
七五三のお祝い。練習中のおはしで魚の塩焼きをいただきます！

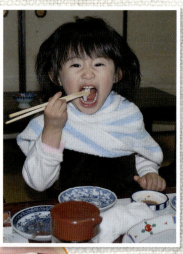
奥歯が生えてきた！
口の中の様子

3〜4歳

食べるのが大好きになります
たくさん食べたいので、口を大きく開きます

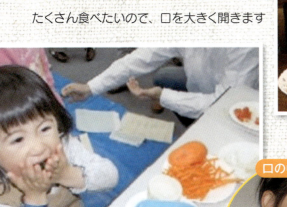

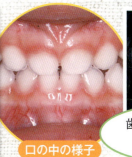

歯が生えそろってこの笑顔！

口の中の様子

春巻きを上手につくります

ピーマンじゃこ炒め

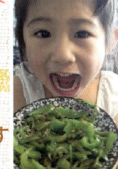

口の中の様子

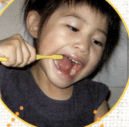

自分で歯磨きもできる！

5歳

食べられるものを広げていく時期です
ピーマンのじゃこ炒めも好きになりました

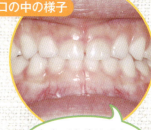

口の中の様子

なんでも噛めるよ。むし歯なし！

春巻き
自分でつくるとさらにおいしく感じます

6歳

お料理大好き。食べることも大好き！

お米も研げるよ

ほうれん草のおひたし

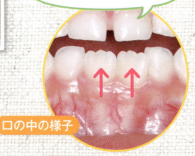

大人の歯が生えてきたよ

口の中の様子

食器洗いもできるよ

自分でつくったポテトサラダ、おいしくできた！

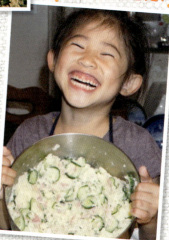

「げんき号」で

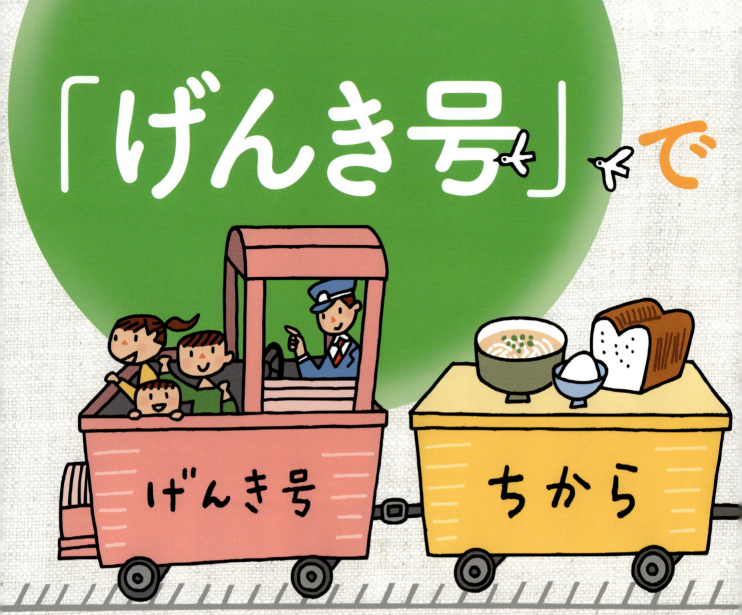

なんでも食べる＝げんき号で食べよう

「なんでも食べる」「バランスよく食べる」ことの大切さを子どもも大人もわかりやすく楽しく学べるのが「げんき号」です。

「げんき号」は、食べ物列車です。3つの車両があって、車両に乗るお客さんは食べ物です。3つの車両の食べ物をそろえて食べることが歯とからだの健康につながります。

今日のご飯は「ちから」「からだ」「ちょうし」の3つの車両がそろっているかな？この3つがそろったら出発進行です！

ちから号

ちから号の食べ物を食べるとちからがでます。遠くまで歩いたり、走ったり、大きな声を出したり、荷物を運んだり、そんなちからのもとです。
ちから号には「ごはん」「パン」それから「麺」も乗ります。

食べよう!

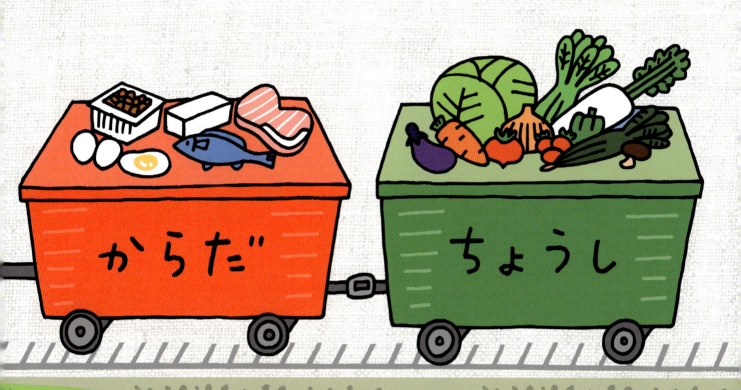

からだ号

からだ号の食べ物を食べるとからだが大きく、強くなります。からだ号の食べ物にはたくさんの「たんぱく質」が含まれています。「たんぱく質」をしっかりとると腹もちがよくしっかり遊べます。「おやつ」の食べすぎもなくなります。
からだ号にはお肉、お魚、卵、それから納豆やお豆腐も乗ります。

ちょうし号

ちょうし号の食べ物を食べるとからだの調子がよくなります。いいうんちが出て、お腹もスッキリ。お肌はすべすべです。ちょうし号のお客さんは色とりどりの野菜たち。にんじん、トマト、きゅうり、小松菜、ほうれん草、かぼちゃ、大根、白菜、ピーマン、とうもろこし……とってもきれいな色ですね。

発案者：元神戸女子大学教授・渡邊正雄氏

子どもの「食事」や「歯」のことでこんなことに悩んでいませんか？

「歯」のなやみリスト

- ☐ 子どもをむし歯にしないために気をつけるべきポイントはなんですか？ ➡ p.21 へ

- ☐ いつから歯磨きを始めればいいですか？ ➡ p.84 へ

- ☐ 歯ブラシはどんなものを使えばいいですか？ ➡ p.85 へ

- ☐ 仕上げ磨きはいつから始めればいいですか？ ➡ p.87 へ

- ☐ 仕上げ磨きを楽しくするコツはありますか？ ➡ p.87 へ

- ☐ うがいはいつからできるようになりますか？ ➡ p.91 へ

- ☐ 子どもが自分で上手に磨けるようになるためにはどんな工夫をしますか？ ➡ p.93 〜へ

- ☐ 仕上げ磨きは何歳まで必要ですか？ ➡ p.100 へ

- ☐ むし歯ができてしまったらどんな治療をしますか？ ➡ p.107 へ

- ☐ これ以上むし歯をつくらないために、どんなことに気をつければいいですか？ ➡ p.109 へ

この本には、**解決のためのヒント**がたくさんあります．

「食」のなやみリスト

☐ 子どもに甘い物を食べさせてもいいですか？　　➡ p.20,71 へ

☐ 離乳食では何を食べさせたらいいですか？　　➡ p.28 へ

☐ 子どもの味覚を育てるためには何に気をつければいいですか？　　➡ p.28,30 へ

☐ 毎日の食事づくりで何に気をつければいいですか？　　➡ p.36 へ

☐ 苦手な食べ物を好きになるための工夫はありますか？　　➡ p.38 へ

☐ 忙しいなかでもバランスよく食べさせるにはどうしたらいいですか？　　➡ p.52 へ

☐ おやつにはどんなものをあげたらいいですか？　　➡ p.71 へ

☐ 甘い物との付き合い方はどのようにすればいいですか？　　➡ p.71 へ

☐ 保育園、幼稚園やお友だちと遊ぶときのおやつに甘い物がでる場合はどうしたらいいですか？　　➡ p.75,78 へ

☐ 甘い物をあげたがる祖父母にはどう伝えたらいいですか？　　➡ p.76 へ

☐ 子どもの具合が悪いときには何を食べさせたらいいですか？　　➡ p.113 へ

しっかり食べて、よい歯をつくろう！

大人の歯は子どもの顎の中でつくられはじめています

　生涯つかう大人の歯（永久歯）は6歳ごろから生え始め12歳ごろに生えそろいます。6歳ごろに生える大人の歯は、生まれて間もない赤ちゃんの顎の中でつくられはじめます。最後に生える12歳臼歯の歯根が完成するのが16歳ごろなので、生まれてから中学を卒業するころまで顎の中では常に大人の歯がつくられています。よい歯をつくるためにもしっかりとした食事をする必要があります。

いつからでも、大丈夫!!
～健康を手に入れるヒントに～

　「好き嫌いが多い」「甘い物が大好き」「むし歯ができた」……うちの子、もう、手遅れ？
　そんなことはありません。気づいたときにスタートすればよいのです。これから長い人生です。親子でいっしょに「良い歯を育てる」という目標をもち、食べられなかった野菜に挑戦したり、甘い物を我慢したり、歯をていねいに磨いたり、歯やからだによい生活を心がけます。親子で過ごす「歯を大切にする暮らし」は、子ども自身の健康観を育てます。その健康観の中から「自分で自分の歯を大切に育てる」という意識が芽生えれば、自分自身を大切にすることにもなり、それは「生きる力」につながります。
　歯科医師、歯科衛生士、管理栄養士である私たちは、これまで歯科診療室で患者さん自身が「自分で自分の歯を守れるように」と指導をしてきました。そして、自分たちがお父さん、お母さんになり、我が子でもその成果を確認することができました。この本の内容は、まさに「食を通した、むし歯予防の実践報告」です。

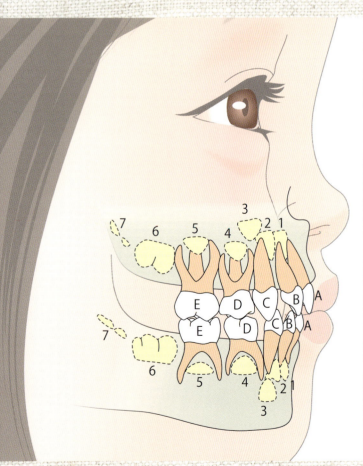

5歳ごろの歯と顎の中の様子。大人の歯は子どもの顎の中でつくられています。だからこそ、子どものころからの食生活が大切です（実線が子どもの歯、点線が大人の歯の芽）

Recipe 1
甘い物とからだの健康

甘い物、特に砂糖はそれ自体、からだに悪い食材ではありません。とても貴重な調味料で、エネルギー源になるものです。しかし食べすぎてしまうとむし歯の原因になり、健康を害することになりかねません。甘い物が溢れているいまの世の中で、うっかりすると甘い物を食べすぎてしまいがちです。いま世界中で、砂糖の限度量をはっきり示した食のガイドラインが作られるようになりました。
この章では甘い物といかに付き合うとよいのか、大きな目標をお伝えします。

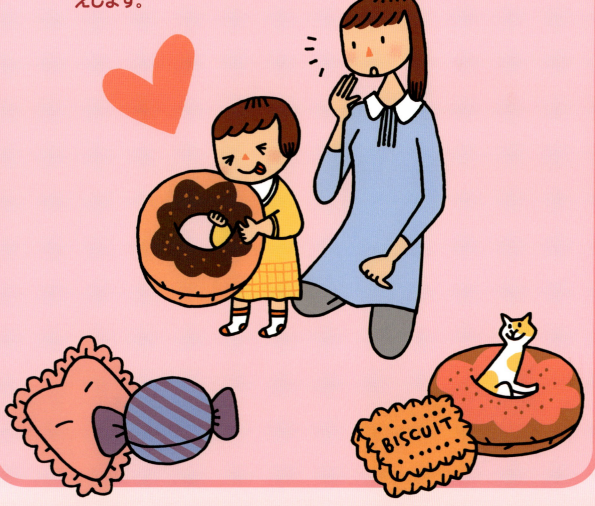

砂糖とむし歯との関係

　甘い物の中に含まれる砂糖は歯の汚れ、つまり歯垢をつくる一番の原因になります。歯垢は「バイオフィルム」ともいわれ、糊のように歯の表面にこびりつく細菌の塊です。このバイオフィルムの形成に砂糖が大きな役目を果たします。バイオフィルムの中で細菌が砂糖を分解して酸をつくり、歯を溶かしていきます。甘い物が好きな人は歯が悪くなりやすい、その理由はここにあります。

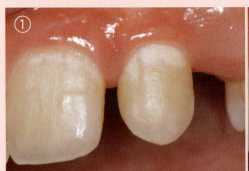 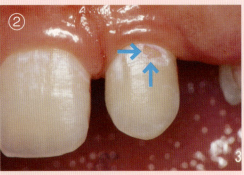

▲急速にむし歯が進んでしまった、甘い物が好きな小学生
①初期のむし歯のため歯の表面が白くなっている　②1カ月後、急にむし歯が進行し歯の表面に穴があいた（→）

　一度、このバイオフィルムができると、砂糖以外の糖でも悪さをします。ねばねばしたバイオフィルムがさまざまな細菌を呼び寄せ、砂糖以外のさまざまな糖も分解して酸ができるのです。砂糖以外によく使われている甘味料には「コーンシロップ」と呼ばれる、ブドウ糖と果糖の混合液があります。ブドウ糖や果糖は、バイオフィルムができる原因にはなりませんが、酸をつくる材料にはなるのでむし歯のリスクを高めるのです。このバイオフィルムの働きがむし歯の根源なのです。

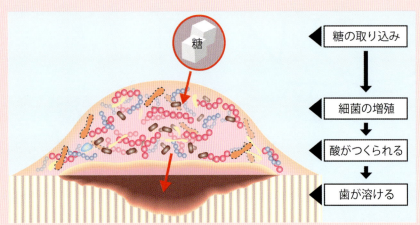

◀バイオフィルム中の細菌が増え厚みが増すことで、細菌によりつくりだされた酸がたまり、歯が溶けやすくなる[1]

むし歯を防ぐ唾液の働き

　しかし、口の中には頼もしい味方がいます。唾液です。唾液は酸を中和する働きがあります。ただし、歯垢が厚くなると酸が中和されにくいことがわかっています。バイオフィルムが壁になって唾液が内部に侵入しにくいのです。

　酸の影響の大きさは食べる頻度や量で決まってきます。実際に歯垢内の酸度（pH）を計った研究では、砂糖の濃度が高くなるほど酸度が高くなり歯の表面が溶けはじめることがわかっています。2)

砂糖の悪さは，食べ方が決め手！

　甘い物を食べることでむし歯になるかどうかは、食べる頻度や量が大事なポイントです。食事や甘い物を食べるたびに口の中は酸性に傾き、歯の表面が溶けはじめますが（脱灰）、それを治している（再石灰化）のが唾液です。唾液には酸の中和能力があり食事のたびに歯のミネラルが奪われたり唾液がそれを治したりの攻防が続いているのです。

　しかし、食べる頻度や量が多くなると、唾液の補修作用が追いつかなくなり、歯の表面からミネラルが奪われ、むし歯へと進むのです。

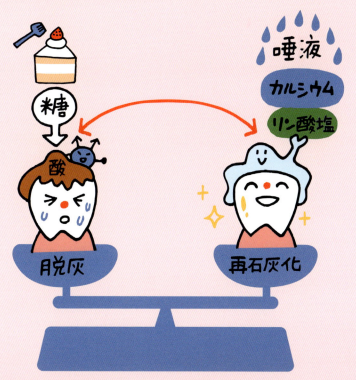

▲甘い物を食べると細菌が酸をつくって歯の表面を溶かしますが（脱灰）、唾液の中和作用によりそれが修復されます（再石灰化）。口の中では、この攻防がつづいています

Recipe1　甘い物とからだの健康

▼食べる回数と歯の脱灰・再石灰化との関係 3)
食べる回数が多いほど、歯が脱灰する時間が長くなり、むし歯になりやすくなります。規則正しく3食食べることがむし歯予防になります

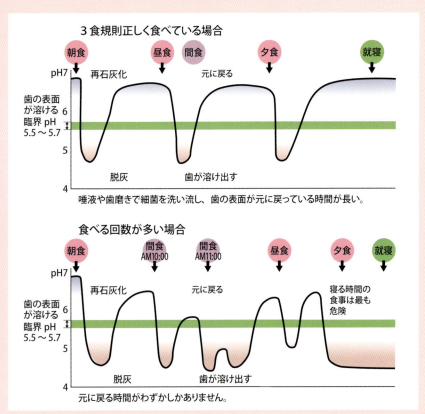

▲できはじめのむし歯が、歯磨きと甘い物のコントロールで治った例

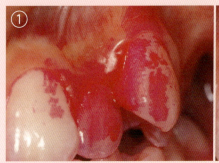

①赤く染まったバイオフィルム(歯垢)は長い間歯ブラシが届いていなかったことを物語ります

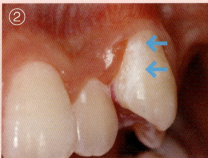

②歯磨きの練習をして、バイオフィルムが取れると歯の表面に初期のむし歯である白濁(←)が見られました

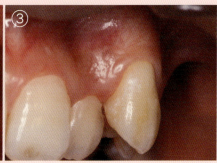

③4年後。歯磨きが上手になり、白濁は消えて、健康な歯の姿になりました。むし歯が治ったのです

　また、食事と食事の間に甘い物を食べると、新たに口の中がきれいになるまで長い時間酸性の状態が続きます。つまり、むし歯にならないためには決められた時間に規則正しくバランスよく食べることが大切なのです。
　量が少なくても、あめなどのように口の中にとどまる時間が長い物を食べると、むし歯になる危険性が高まります。また、のどか渇

くたびに、水代わりに糖分を含んだ清涼飲料水を飲む習慣は、むし歯へとつながります。スポーツ飲料も要注意です。口の中に糖分が残っている時間が問題と考えてよいでしょう。まさに生活習慣がつくる病気がむし歯であり、すべては砂糖のとりすぎから始まるのです。さらに、バイオフィルムにはやがて歯肉炎や歯周病を起こす細菌がくっついて歯ぐきを悪くします。歯周病は一般的には大人になってからの病気ですが、最近ではその前兆となる子どもの歯肉炎も増えています。その芽は乳幼児の食習慣から始まっているのです。

砂糖の限度量は？

　2004年に採択されたWHO（世界保健機関）による「食事、運動、健康に関するグローバル戦略」では、砂糖（遊離糖類：free sugars）*の摂取を一日の摂取エネルギーの10％以内にすると提言されました。その後、2015年には「成人及び子どものための糖類の摂取に関するガイドライン（Guideline on sugars intake for adult and children）」を発表。このガイドラインでは、非感染性疾患（糖尿病、心臓病、脳卒中やがんなど）を減らすために、砂糖の摂取量を一日の摂取エネルギーの「10％までとすることを推奨する」としつつも、「5％より低ければ、さらに健康増進効果を得られる」との新指針を発表しました。これは調味料やおやつとして食べる量も含め、むし歯も含めたすべての生活習慣病対策から出された量です。

　5％以内とは、3歳前後の摂取エネルギーを1日1200kcalとすると、砂糖量で約15g、調味料で使えば、嗜好品としての量はほとんどなくなります。そこからも3歳まではおやつとしての甘い物はなるべく「なし」にしたほうがよいといえるでしょう。甘い物は3歳からの「お楽しみ」にすることが勧められます。

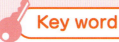

Key word

＊砂糖（free sugars，遊離糖類）
グルコースやフルクトース等の単糖類、砂糖等の二糖類など食品や飲料の加工調理で加えられる物、ならびにはちみつ、シロップ、果汁、濃縮果汁などに自然に存在する糖類をいいます。添加糖類（added sugers）と呼ばれることもあります。

砂糖のとりすぎは健康リスクにつながる

　むし歯との関係が明らかな砂糖のとりすぎですが、生活習慣病へのリスクにつながると規制に乗り出す国が増えています。カロリーのとりすぎによる肥満が大きな理由ですが、いま、それ以外の理由に注目が集まっています。砂糖を含む甘味料は腸で吸収されるときに、ブドウ糖と果糖に分けられて体内に取り込まれますが、この果糖を過剰に摂取すると肝臓に中性脂肪が溜まりやすくなり、お酒の飲みすぎとは関係のない肝炎（非アルコール性脂肪肝炎）につながると話題になっています。また，急速に血糖値が上がることで血管への負担が増して動脈硬化をはじめとする、循環器の病気へのリスクを高めます。

　米国心臓学会[4]は、2016年には2～18歳の1日あたりの添加糖（23ページ「Key word」参照）摂取量を25g未満にすることを勧告、さらに2歳未満の小児に対しては食事への添加糖分をさけるように提言しています。味の好みは生後早期に決まるといわれているため、甘味に偏ると、小児や若年成人における肥満の増加や高血圧といった心疾患リスクが上昇することがその理由です。砂糖摂取に対する考え方はここ10年で大きな転換点を迎えています。砂糖の制限はむし歯予防だけではなく、多くの生活習慣病のリスクの改善にかかわることなのです。

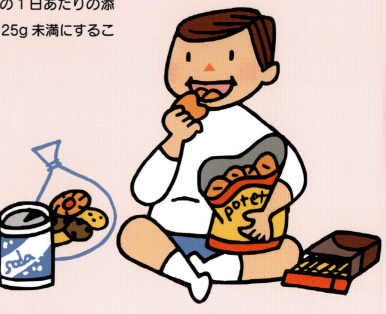

▲砂糖のとりすぎは生活習慣病のリスクにもなる

砂糖の害を帳消しにする方法はあるか？

　現在、経済先進国の多くでは歯磨き剤などに含まれるフッ素のおかげで12歳までのむし歯が抑制されているといわれています。しかし、人生の後半ではむし歯が増えて生涯にわたって歯の治療が続くことが問題になっています。フッ素はむし歯の発生を遅らせているだけといわれることもあります。やはり砂糖を制限しないかぎりむし歯へのリスクが続くことになります。むし歯の最上流の原因は砂糖です。予防の原則は「元栓を閉める」ことにあります。甘い物の食べすぎを歯磨きで帳消しにすることはできません。[5]

食生活の偏りは乳幼児期から始まっている？

むし歯ができるほど甘い物を与えていると、そのときに子どもの成長に必要な栄養素をとりそこなってしまいます。むし歯ができるような食生活は、歯だけの問題ではなく、全身の健康にかかわっているのです。乳幼児期の食生活をよい方向にもっていくのは大人の責任といえるでしょう。

【ヤスくん（3歳9カ月）の食事記録】

甘い物の量、食べる回数がとても多い3歳のヤスくん。成長に必要な栄養素がとれておらず、口の中はむし歯がいっぱいでした。

ヤスくんのお母さんが歯科の先生たちのアドバイスを受け入れて取り組んだのは、食事の回数を減らすことでした。外遊びを増やし、空腹で食事時間を迎えるように時間調整しました。そのことで食事量が増え、ヤスくんの「何か食べたい」という訴えがなくなり、3回の食事と1回のおやつというリズムが実現しました。その成果により、大人の歯はむし歯なく成長し、高校生のときに奥歯に1本むし歯をつくった程度です。

ヤスくんのお母さんは当時を振り返って、あのときは「むし歯の治療より食事の改善を優先させました」と話していました。

時刻	食品	量
7:50	ハムライス	子ども茶碗 半分
9:30	ポテトチップ	2枚
11:40	アイスキャンディー	1個
	ミニチョコパン	半分
12:30	おにぎり	1個
	牛乳	80mL
	炒り卵	少し
16:10	ミニチョコレート	2個
	チューチュー	1本
17:15	うどん	子ども碗軽く1杯
	はんぺん	少し
17:40	あめ玉	1個
18:20	ミニチョコパン	半分
21:00	ポテトスナック	4本（6g）

◀ヤスくんのある日の食事

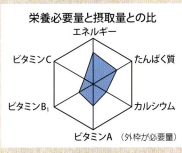

▲必要な栄養がとれていません

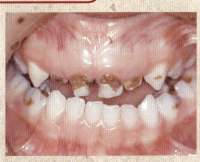

▲口の中の様子（イメージ）

Recipe1 甘い物とからだの健康

Recipe 2
子どもの味覚を育てる

離乳食を経て3歳までは、いろいろな味覚を身につけるスタート地点です。新鮮な魚や野菜を繰り返し与え、食べ物のおいしさを教えてあげましょう。

多くの市販のお菓子や飲み物には自然界にはない強烈な甘味があります。早々に子どもに与えてしまうと、この味のとりこになってしまいます。

からだの基礎をつくる大事な時期です。子どもが甘味に溺れないで、いろいろな食材にチャレンジするために、ひいては何でも食べられるようになるために心得ておきたいことをまとめました。

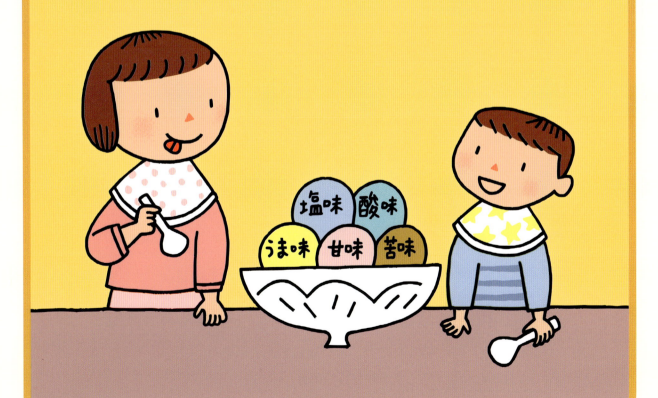

3歳までは人生のうちで一番大切な時間

　3歳までは「生まれてから3歳までに食べるもので将来の健康が決まる」といわれるほど重要な時期です。受精してから1000日間の栄養がもっとも大切と強調する研究者もいます[1]。そのため、いつ妊娠してもよいように、妊娠を希望している女性の日常の食事はとても大切です。

　だからといって、特別な食事の必要はありません。妊娠前から、主食、主菜、副菜のある食事（「げんき号」の食事、14ページ参照）を心がけるとよいでしょう。子どもには、その子どもの成長に必要なものを最優先して食べさせます。お菓子のために、食事がおろそかになると、この時期の成長に必要なたんぱく質（からだ号）などをとりそこなってしまいます。[1]

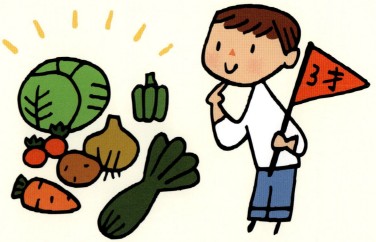
▲3歳までが大事な時期！

　低体重で生まれた場合、将来的に生活習慣病になるリスクが高いと言われます。それを回避するためには、生まれた子どもの成長に必要な栄養をゆっくり与えることです。早く大きくしようと子どもが必要としている以上の栄養を与えるとかえって生活習慣病になるリスクを助長します。その子どもが必要なものをあげて、無理をしないことが大切です。

　3歳すぎてから気づいたときはそこがスタート地点です。甘い物など余分な物を与えていませんか？　食事のとき、お腹を空かせていますか？　空腹で食事の時間を迎える、げんき号の食事を家族や仲間と楽しく食べるなど、できることからはじめましょう。

離乳食は甘い物以外の味を教えるとき

　母乳やミルク以外の味を覚える第一歩となるのが離乳食です。プリン、バナナなど、離乳食期から食べられる甘い物はたくさんあります。これらは新しい味を覚えるのに慎重な赤ちゃんにとって、甘くソフトでとり込みやすいのです。繰り返し与えていると、甘い味の物しか食べなくなってしまうかもしれません。

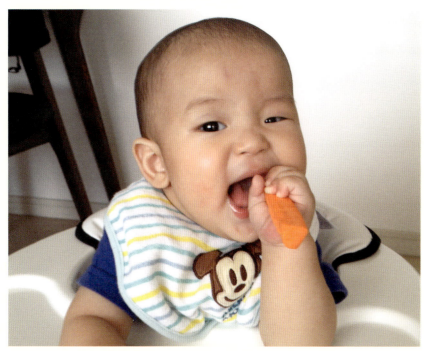

▲にんじんをガブリ。子どもは自然の甘みが大好き！

　そこであえて、離乳食では甘味以外の味を教えていきます。離乳食は"甘い味からの離脱"とも言われるゆえんです。赤ちゃんは、かぶ・キャベツ・たまねぎなどの野菜で、自然の甘みを楽しみます。そのほうが母乳のやさしい甘味に近く心地よいのです。

　離乳食は味覚形成を第一に考えることが大事です。

3歳まで甘い物をなるべく与えない意味

　3歳までは甘い物は与えないように心がけ、新しい食べ物を食べたときには「よく食べたね」とおおいにほめて、味覚の幅を広げていきます。

　子どもは離乳食を経て3歳ぐらいまでの間に、新しい味にふれ、食べられる物が増えていきます。乳歯が次々に生え、噛める物が増えることも一役買っています。3歳になるころには、刺激の強い特殊な物を除いて、ほぼ大人と同じ物が食べられるようになります。ところが、お菓子なら食べるとか、甘い味付けにすると食べるからと、子どもが好む物だけを与えると「ご飯と甘い卵焼きとかぼちゃしか食べない」など、困ったことが起こります。

　親が3歳までは「甘い物は与えない」と決心して育てた子どもは、いろいろな食材を食べるので、食の悩みが少なくてすむのです。

甘い物好きの野菜嫌い

　野菜には、ご飯や肉、魚ではとりにくい食物繊維やビタミン、ミネラルが入っているため、好きになってほしい食べ物です。ところが、味を覚える大切な時期に甘い物の味を覚えると、野菜などのおいしさを受け入れなくなってしまいます。「チョコレートの味を覚えたその日から、野菜を食べなくなった」という話を聞くほどです。

　もしも、野菜嫌いになってしまったら、野菜をさわらせたり、いっしょに料理をしたり、野菜と仲良しになるチャンスをたくさんつくりましょう。根気よく続ければ、必ず食べるようになります。

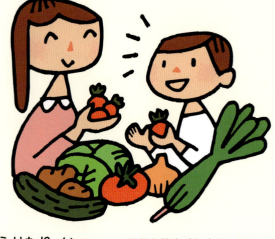

▲野菜と仲良くしよう！

毎日の食事で素材の味を教える

　素材のよい味を教えるタイミングは生まれてから9歳ぐらいまでといわれます。子どもに素材の一番おいしい味を提供するには、「旬のものを新鮮作りたて」が必要条件です。おいしいものには、子どもは必ず飛びついてきます。「今日のごはん、いつもよりおいしい」とか、「今日のきゅうりは特別うまい」とか、大人以上の味覚の鋭さをみせます。

　素材そのものを食べさせたいもう一つの理由は、成長期の子どもに十分に与えたいたんぱく質が素材そのままの肉や魚に多いからです。部位にもよりますが100gの豚肉には、20g前後のたんぱく質が入っています。それに比べ、子どもの好きなウインナー、ミートボール、メンチカツなどの加工食品には約半量の10g前後しか入っていません。そのうえエネルギーは高いのです。子どもたちのお弁当をみると、ウインナー、ミートボールが定番です。これらは素材の味ではなく調味料の味です。

「うちの子はこれが嫌い」と言わないで

　大部分の子どもは、はじめての味にとても慎重です。「新奇恐怖」という言葉があるほど、新しい食べ物は怖いのです。食べないか

らと言って、「うちの子はこれが嫌い」と決めつけないでください。「また今度食べようね」とやさしく声をかけ、無理強いせず、次のチャンスを待ちましょう。「何か（誰か）につられて食べてみたらおいしかった」と、いつの間にか、大好きな食べ物になっていることだってあります。

　2～3歳までは食べられなかった物も、5歳くらいになると"食べなければならない"と子ども自身が思うようになり、チャレンジする姿をよく見かけます。大人は子どもの育ちを信じ、特別扱いせず、家族と同じ食事を囲みながら、さりげなく食べられるよう応援します。

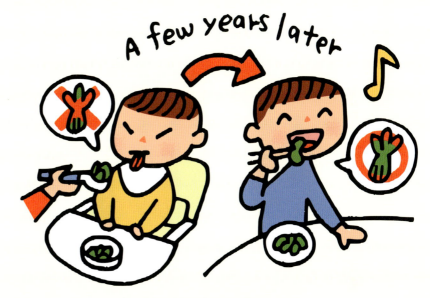

▲子どもの育ちを信じて見守ろう！

だしのうま味は子どもの大好物

　赤ちゃんに昆布と鰹節でとっただしをあげると、ごくごくといままで見せたことのないような表情で飲みます。おいしさがわかるのでしょう。これで野菜を煮てあげると、野菜一つひとつの本当の味に出合うことができます。

　子どものからだは腎臓の機能などが未熟ですから、薄味でなければいけません。本物のだしの味になじませた子どもは、濃い甘味など強烈な味を好みません。そうして育てた子どもはジャンクフードなどを好まないと私たちが行ったアンケートの結果からもわかっています。[2] だしの味に慣れさせることで、こってり味ではなく和食を好む大人に成長することが期待できます。

Recipe2 子どもの味覚を育てる

はじめての味にチャレンジ！
4カ月の春奈ちゃん

　子どもたちの野菜嫌いは世界中のお母さん方の悩みのようです。いつ野菜を食べはじめると嫌がらせずに受け入れるのか。イギリスの研究では、生後4～7カ月にかけて、さまざまな味覚を積極的に受け入れる時期「味覚の窓」があると報告されています。[3)]その時期に野菜に触れさせることで、野菜嫌いの第一ハードルを越えさせることを提案しています。その研究に則して、離乳期を迎えた春奈ちゃんに歯科医師であるお父さんが試してみました。

　母乳にはうま味成分が豊富に含まれるといわれています。だしは母乳に近い風味なのでしょうか、抵抗なく受け入れています。セロリやにんじんも抵抗なく口にしています。プレーンヨーグルトやレモンなど酸っぱい物には嫌な表情をするので、識別しているようです。

　この時期の赤ちゃんは何でも口に入れて確かめますが、お誕生日近くなるとよろず慎重になるので、早い時期にいろいろな食材に触れさせることが野菜好きになる秘訣かもしれません。

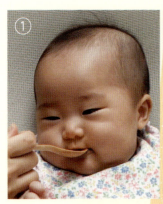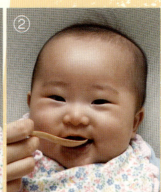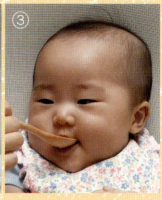

昆布だし　特段嫌がる感じはない。ときおり喜ぶ表情をする。母乳の味に近いのか

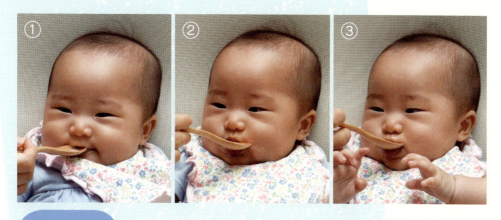

母乳　しっかりと飲む。「やっといつものが来た」安心した表情

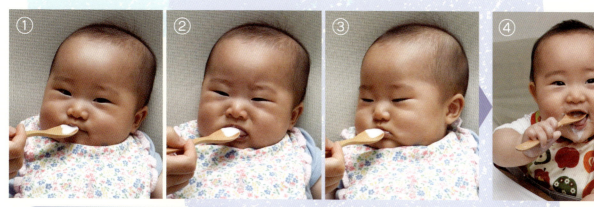

プレーンヨーグルト　口の中にすこし含んで味を確かめてからから吐き出した。唇を結んでスプーンを入れさせてくれない。母乳の次だったのでがっかりした様子。しかし、3カ月後には好きな食べ物になった

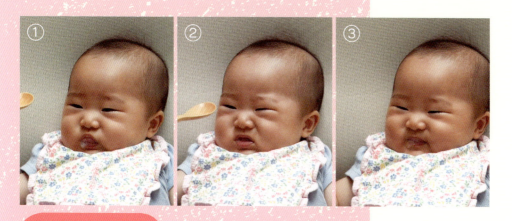

レモン水　口に入れてもすぐに唾液といっしょに吐き出す。口に入れた瞬間にすっぱい表情をする

Recipe2 子どもの味覚を育てる

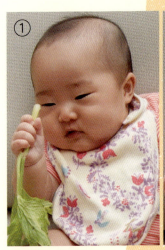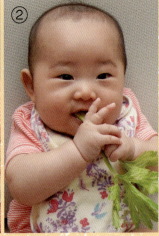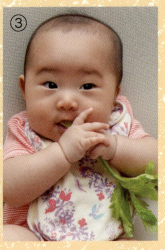

セロリ 食べ物の認識はないよう。じっと見て口に入れてみる。口の奥で遊びながら噛む

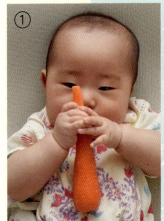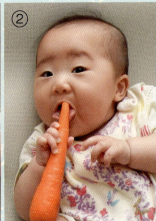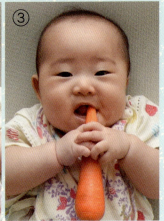

にんじん 食べものの認識はないよう。じっと見て口の中に入れてみる。口に入れようと顔を動かす（先端を口の中に入れようとする動き）。口の奥で遊びながら噛む。嫌がる様子はない

＊野菜などをしゃぶらせる際は危なくないよう見守ってください

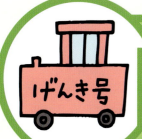

Recipe 3
「げんき号」で食べるきっかけづくり

力のもとになる食材（ちから号）、からだをつくる食材（からだ号）、調子を整える食材（ちょうし号）、この3つが揃って「げんき号」で食べる食事です。「離乳食のころはよく食べたのに……」とか「急に野菜を食べなくなった」とか、そのようなことはよくあることです。この章には歯科医師ママ、歯科衛生士ママが我が子や子育てサークルなどで実践した「食べるためのきっかけづくり」がげんき号の車両ごとに載っています。ぜひ、楽しい食卓づくりに活用してください。

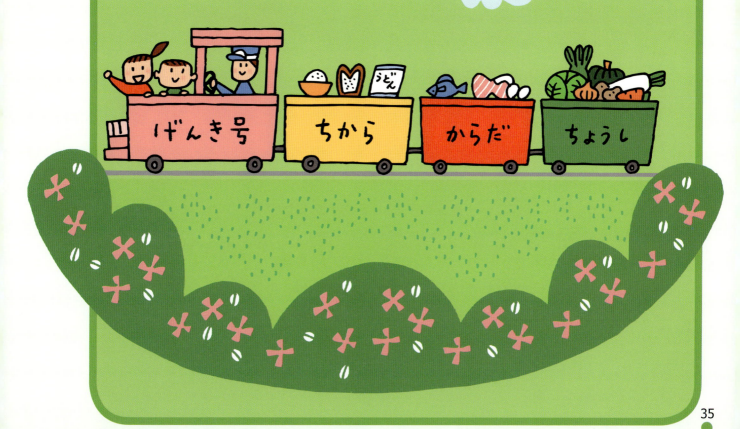

「げんき号」が一つひとつ見える食事に

　下の①と②の写真、どちらも「げんき号」（14ページ参照）の食事です。日によっていろいろなスタイルの食事をしますが、3歳ごろまでは特に〝おかずとご飯〟といったげんき号の一つひとつが見える①のような食事にするとよいでしょう。

　このような食事は一つひとつの素材の味を覚えることができます。素材が見えるので「これが食べられるようになった」と認識することもできます。また、自然と噛む回数が増え唾液がたくさん出ることで歯もじょうぶになります。

　「げんき号」が一つひとつ見える食事をベースに、丼物や麺類など一つの器に「げんき号」がそろった食事もときどき楽しみとして取り入れるといいですね。

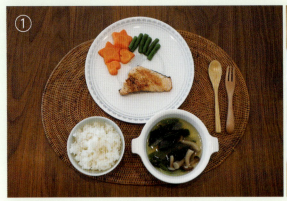

▲「げんき号」一つひとつが見える食事
ちから号　ごはん
からだ号　サーモンのソテー
ちょうし号　にんじんのグラッセ　いんげん
　　　　　　ほうれん草としめじのスープ

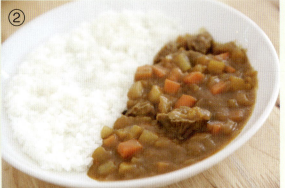

▲丼物や麺類はお楽しみに！

「げんき号になってさえいればよい」と思うと食事づくりが楽に！

　「バランスよく食べてほしい」と献立を考え、1日3度の食事づくりをすることは大変なことです。でも、「ちから」「からだ」「ちょうし」のげんき号になってさえいればよいと思うと食事づくりが楽になります。食事のバランスは、日本の食事の基本である主食・主菜・副菜を組み合わせてとるのが一番よいと考えています。離乳食のスタート時点からこのことを意識して、最初は主食のおかゆからスタートして、魚や卵や豆腐などの主菜、そして副菜としての野菜

を加えていくのが基本です。

　時間がない朝、疲れてしまった日、ご飯を炊いて「ちから号」、お肉かお魚を焼いて「からだ号」、前日の味噌汁に野菜を足して「ちょうし号」、これでげんき号の車両がそろいます。忙しいときでも「げんき号」だけは意識して食事をつくりましょう。

"チャレンジ"は余裕があるときに

　食卓に出したものを子どもがパクパク食べてくれると、とても気持ちがよいものです。逆に食べなかったり、「これイヤ！！」と言われたりすると、「どうして食べないの？」と思ったり「これからも食べてくれないのかな……？」と不安になったりします。

　子どもが苦手な食材にチャレンジするとき、親自身に気持ちや時間に余裕があると、楽しく接することができます。楽しい雰囲気は子どもがチャレンジする気持ちを生むようです。「食べなくて当たり前。食べたらすごい」そんなふうに思って、食べられたときには心からほめるようにします。「好き」な食材が一つひとつ増えていくと、食卓は自然と彩りがよくなり献立を考えるのがとても楽になります。

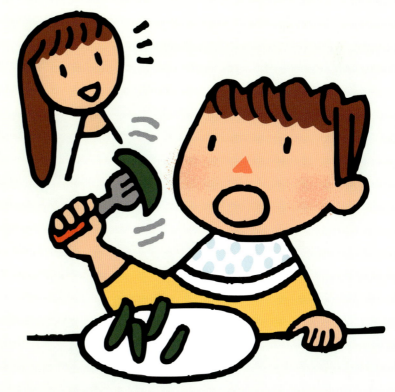

▲チャレンジは親自身の時間に余裕があるときに

楽しい食卓づくりのヒントがたくさん!!
ちから号♪♪

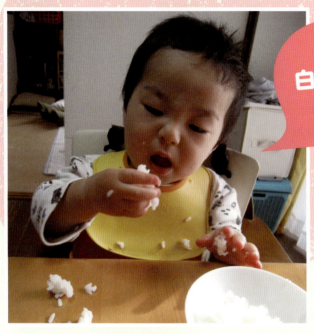

白いご飯大好き…
手づかみ食べでおいしいね

　スプーンがあってもお腹が空いて早く食べたい気持ちが先に立ち、思わずご飯も手づかみ食べ。手についたご飯粒も一生懸命に食べます。炊きたての白いご飯は食欲をそそるよい香りがします。"子どもはお腹が空いている、でもおかずが間に合わない"そんなときにとりあえずご飯。自分で食べられた満足感とともに白いご飯のおいしさを実感します。
（1歳、男の子）

　1歳4カ月の月齢にはそぐわない大きなおにぎりです。のりも巻かず、塩も使わず、わざと大きく握ります。
　どんな食べ方をするかな？　口を大きくあけてかぶりつき、一口ずつ上手に食べます。最後は手も顔もご飯粒でいっぱい！
（1歳4カ月、男の子）

白いご飯のいろいろな食べ方で
口の働きを育てる

　子育てサークルでこの写真を見た1歳の女の子のお母さんが「さっそく真似をしてみたんですけど……」と困った顔で話されます。大きなおにぎりを口いっぱいにほうばってしまい上手く噛めずに出してしまうそうです。「今度はお母さんが"これくらいが一口"と思うもうすこし小さなおにぎりを作ってみたら？」とアドバイスしました。
　ご飯はお茶碗によそって食べたり、大きなおにぎり、小さなおにぎりで食べたり、いろいろな食べ方を練習することができます。その食べ方一つひとつが口の機能を育てるのです。

大きいおにぎり、
お口をあ～ん

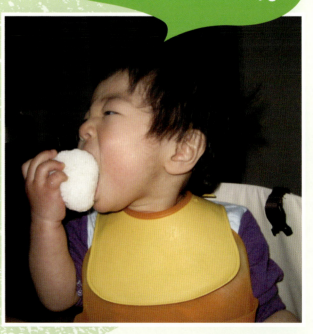

自分で研いだら「白いご飯」パクパク

　２歳から５歳の子どもが集まるサークルでご飯を炊きました。お米を研ぐのがはじめての子がほとんど。米粒に触れてから、お米を研ぎます。水が入ると楽しそうに手を回し、お米のシャカシャカいう音に子どもたちは大喜び。お母さんたちは「２歳でこんなことができるんだ‼」とビックリしたり、「いっしょにやると楽しい」と笑ったり。

　みんなで炊きたてのほかほかご飯を味わいます。おかずもふりかけもなしです。「おいしい」「ほっかほか」子どもたちは大喜び。「おかわりを４杯した」「普段はふりかけをかけないと食べないのにパクパク食べた」お母さんからもうれしい声が上がりました。

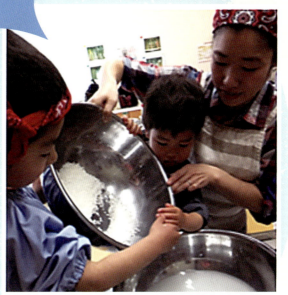

はじめてのお手伝い…ご飯のスイッチオン‼

　とても簡単なお手伝いがあります。炊飯ジャーのスイッチを押すことです。研いだお米をセットしたところを抱っこして見せます。「これが、おいしいほっかほかのご飯になるんだよ」と蓋を閉めます。「スイッチオンしてね」と小さな指で押してもらうと"ピー‼"と音が鳴り大喜び。ご飯が炊けたらいっしょに蓋を開けます。湯気を顔に浴びて、ご飯の香りを楽しみます。しゃもじで混ぜて一口味見。「○○ちゃんの炊いたご飯はおいしいなぁ。ありがとう」と言うとニコニコしています。その日の食卓はいつもよりもっと楽しくなります。

（１歳４カ月、女の子）

パンしか食べない……やってみたらご飯を食べた‼

　２歳のお子さんのお母さん。「ご飯を食べてくれないこと」が悩みでした。「パンばかりだとおかずも偏ってしまうし……」と心配そうです。そこで、"スイッチオンのお手伝い"の話をしました。お母さんは、お子さんと遊ぶ時間を大切にしようと家事を手早く一生懸命にやっていたそうです。「今度はいっしょにやってみます」と言って帰られました。

　後日お会いすると、「やったら、食べたんです‼」と嬉しそうに報告してくれました。白いご飯を食べられるようになっただけではなく、いろいろなお手伝いで食のレパートリーが広がったそうです。

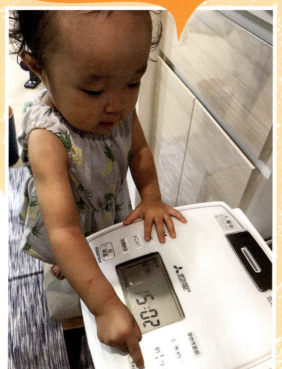

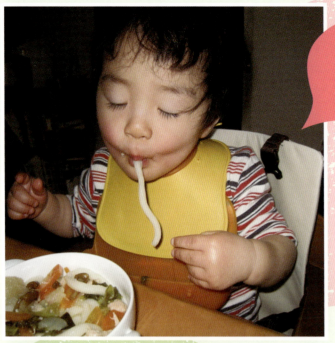

うどんをはじめてすすれた日

　うどんを食べさせるときはいつも短く切っていました。あるとき、先輩お母さんから「ある日突然麺をすすれるようになるよ」と聞きました。それ以来、麺を切らずに出して食べられなかったら切ることにしました。そして、本当に突然うどんをすすれる日が来ました。写真を見ると唇をつぼめて頬を吸いこみ、うどんを懸命にすする様子がわかります。一つ、食べる力がついたことを実感できる瞬間でした。

（1歳5カ月、男の子）

フランスパンもかじれるよ

　フランスパンは耳が硬いので小さな子どもにあげるのを敬遠しがちですが、あげてみると意外と上手に食べられます。力を込めて食いちぎる姿は見ていてとても可愛いです。硬い耳も口の中でかみくだくとやわらかくなります。香ばしいフランスパンの香りに食欲をそそられて夢中になって食べる時間に私は久しぶりにゆっくり朝食をとることができました。

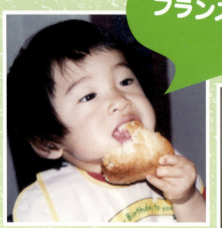

（11カ月、男の子）

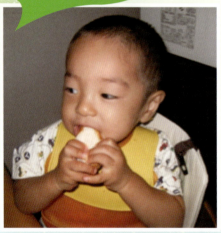

（1歳9カ月、男の子）

「口の中から汁が出てきた!!」

　幼稚園で行う食育でフランスパンを使って噛む実習をしました。前歯で噛み切り奥歯でかみくだく担任の先生のデモを見てから子どもたちは食べます。教室にはフランスパンのよい香りが漂い「早く食べた〜い」という声があちこちから上がります。「おいしい」「硬いけどおいしい」「口の中から汁が出てきた!!」などいろいろな声が上がりました。硬いフランスパンを食べるうちに唾液が出てきて、口の中においしさが広がることが実感できたようです。「つばはね、歯を強くするよ。たくさん噛むといっぱいつばが出てむし歯の予防にもなるよ」と話すと、子どもたちはなおさら一生懸命に噛むようになりました。

からだ号♪♪

(1歳1カ月、男の子)

お魚大好き！

　1歳前から焼き魚を手づかみで食べられます。最初は骨があると、身も骨もいっしょに吐き出します。繰り返し食べるうちに、身の中から骨を舌で選り分け取り出せるようになります。

　焼きたての魚のおいしさを知り、食べたい気持ちが舌の機能を育てたようです。

　赤ちゃんには自分にとって危険な食べ物を察知する力があります。ですから魚の骨が口に入ると感知することができます。

丸ごと出したらパクパク食べた!!

　息子はどちらかというと少食タイプかなぁ〜と思っています。そんな息子も、頭付きの魚を出したら、姿形に興味を示したのか、よく食べます。骨も上手に出して、私に渡してくれます。感動しますね。
（子育てサークルの感想より：1歳6カ月、男の子）

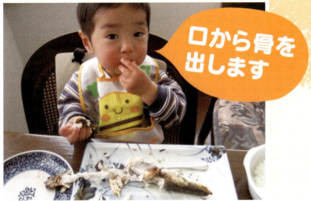

口から骨を出します

(1歳7カ月)

自分で塩ふり、おいしくな〜れ!!

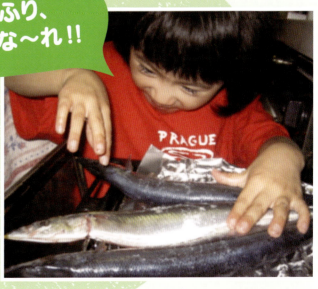

　魚に興味があるようです。魚を握ったり、においをかいだり口を開き歯を触ったり目玉をつついてみたり手加減はありません。お魚の下準備からお手伝いしました。「さんまさん、いい子だね」と言いながら塩をふっています。ときどき、自分の指についた塩をなめたりして下準備完了。魚を焼きました。

　焼いている途中、ガスコンロを何度ものぞきながら「まだかな？　まだかな？」と待ち遠しくてたまらないようです。おいしそうに焼けた自慢のさんまをお家の人に食べてもらい大満足。自分もていねいに骨しか残さずに食べました。
（3歳、女の子）

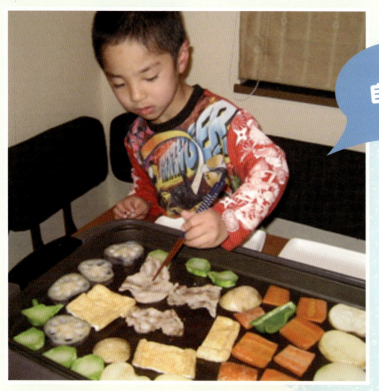

自分で焼くとおいしいね

　我が家の人気のメニューの一つにホットプレートを利用した焼き肉があります。野菜やお肉を切るだけで準備完了。あとはみんなで食べながらお料理です。自分で焼きながら、焼き立てを「ふうふう」しながら食べると、とってもおいしくて、とっても楽しくていつもより食が進みます。
　「これは、僕の肉だよ。赤いところ（生のところ）がなくなったら食べてもいいんだよね」。自分でひっくり返しながらお肉を見張ります。自分で焼いたお肉のおいしさは格別のようで、食べ終わらないうちから「お母さん、これまたやってね」とリクエストされます。　　　　（5歳、男の子）

卵を割るのは僕の仕事

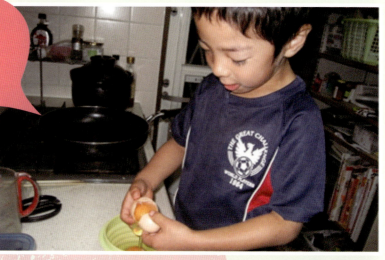

　朝起きて最初のお手伝いが卵を割ること。卵を割って、混ぜて、お塩と牛乳を少々がお気に入りです。フライパンで焼きながら、箸についた卵を一口味見!!「うわっ。おいしい」朝ご飯とお弁当のおかずが一品できあがりです。
　3歳になってはじめて「やりたい」と卵を割ったときはグチャッとつぶしました。割った卵を床に〝べちゃ〟なんてこともありました。大忙しの朝は正直うんざりします。
　でも、時間があるときはいっしょにやるようにしたところ、気がついたら上手になっていました。
　「何度も練習すると上手になる」ということを経験したことが、私の子育ての役に立っています。　（4歳、男の子）

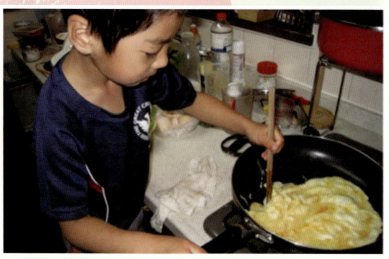

ちょうし号♪♪

離乳食開始のすこし前からスティック状に切ったきゅうり、にんじん、セロリなどの野菜をしゃぶらせます。実際に食べるわけではなく、野菜を見て、触れて、匂いをかぎ、いくらか味わうのです。赤ちゃんが手にしたものを何でも口にするころに野菜好きな子に育てる下地をつくります。

スティック野菜を渡すとすぐ口には持っていかずにしばらく見て、触ってからしゃぶります。折れて飲み込んでしまうと危ないので必ず近くで見守ってください。スティック野菜をしゃぶる様子はとても可愛くてずっと見ていても飽きません。また、楽しそうにしゃぶる様子を見ていると「きっと野菜が好きな子になる」そんな安心感をもつことができます。

はじめての野菜スティック！

野菜スティックを口に入れることはいままでまったくやったことがなかったのですが、歯がためと違い味がするのがおもしろいのか、固めにゆでたアスパラガスをすごく興味深そうに口にしていました。
（子育てサークル感想より：6カ月、女の子）

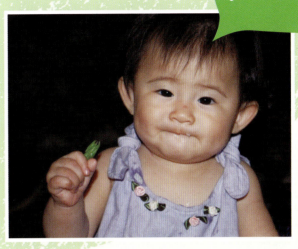

スティック野菜

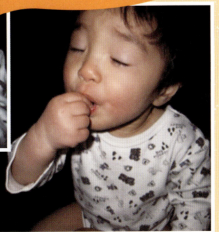

「味見」は好き嫌いをなくす特効薬！！

離乳食のときにパクパク食べていたもの(特に野菜)を突然食べなくなることはよくあるようです。

息子も1歳2カ月ごろに、突然緑の野菜を食べなくなりました。最初はたまたまかと思いましたが、断固口を閉ざして食べないことが続き困ってしまいました。それを打破したのはおばあちゃんの「これ味見して〜」です。できたてのほうれん草のソテーに自分から手を出しぱくっと食べました。

それからは、ことあるごとに味見です。
（1歳2カ月、男の子）

Recipe3 「げんき号」で食べるきっかけづくり

は〜い

「あじみせんせ〜い」

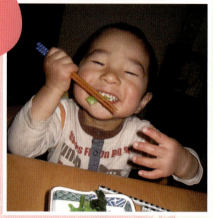

　2歳を過ぎると得意になって味見をするようになりました。「味見先生!!」と呼ぶと、とんできます。「うん。おいしい」などと感想まで聞かせてくれます。味見はするけど、食卓では食べないということがしばらく続きましたが、いつしか食卓でも緑の野菜を食べるようになりました。

（2歳2カ月）

（2歳1カ月、男の子）

赤ちゃんも味見でパクリ!!

　苦手な食べ物を食べさせる工夫として、味見をさせる方法を早速取り入れてみました。夕飯の準備中に毎回、足元に来て「お腹すいた〜」と泣くので、そのタイミングで苦手な野菜をあげるとぱくぱくと食べはじめました！
（子育てサークルの感想より：
　　　　　11カ月、女の子）

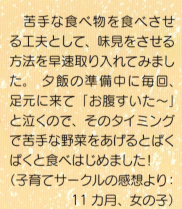

まるごと食べるとおいしいね

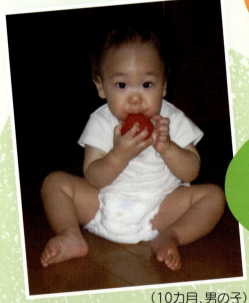

（10カ月、男の子）

　大根の煮物をまるでハンバーガーにでもかぶりつくように丸かじりしています。まっ赤なトマトは全部食べられなくても、あえて丸かじりに挑戦。硬くはないけれど形のあるもので、前歯で噛みとった後に奥歯で噛むことを練習します。いろいろな食材を食べることで、口が上手につかえるようになります。唇や頬などのつかい方を覚えるのです。思わずかぶりつきたくなるほどお腹を空かせて自分で食べた野菜は格別においしく、その野菜を好きになるきっかけにもなります。

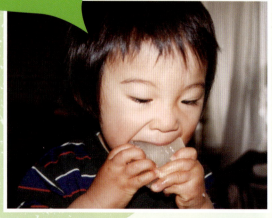

（1歳4カ月、男の子）

大人が美味しそうに食べる

　おばあちゃんが茹でたてのそら豆を食卓に出しました。息子はそら豆を見たのがはじめてでまったく手を出そうとしません。そこで、おじいちゃんがそら豆を一つ手に取り皮をすこしちぎり中身をピュッと出し、パクッと食べました。さらにピュッと出してパクッ。息子はその一連の動作が面白くてケラケラ笑い出しました。おじいちゃんはパクッと食べて「おいしい」とは言うものの「食べてごらん」と言うことも、豆を手渡すこともしません。ただ、何度も楽しそうにピュッと出しておいしそうにパクッを繰り返します。6～7個食べたころに息子がそら豆に手を伸ばしました。おじいちゃんほど上手にピュッとは出せなかったけれどパクッと食べてニッコリ。こうして、そら豆が好きになりました。　　　　　　　（3歳、男の子）

八百屋さん大好き

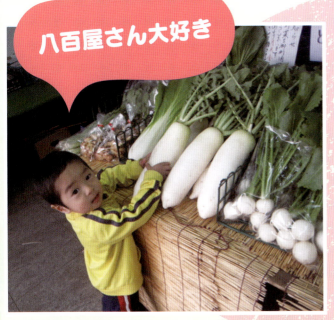

（2歳1カ月、男の子）

　息子が赤ちゃんのころからよく行く地物のとれたて野菜を売っている八百屋さん。お店の方は気さくに声をかけてくれます。よちよち歩きをするころになると、いろいろな野菜に触れてまわりそれをお店の方も優しく見守ってくれていました。
　2歳近くになり次々に野菜の名前を覚えました。お店の方はいつも「これ何だ？」「じゃあ、これは？」とクイズをしてくれます。「にんじん」「だいこん」「ほうれんそう」と答えると決まって「すごいねえ!!」とほめてくれて、ときには「全部正解したからこれあげる」とお野菜をプレゼントしてくれました。
　立派な葉のついた大根を買って帰ると、息子は靴ベラを持ってきて「お料理する」と言います。靴ベラを包丁に見立てておままごとを始めました。息子が満足するまで遊んだ後に、今度は私が本当に料理をします。刻んだ大根葉をしらすと油揚げとで炒めます。その様子をじっと見ていた息子は出来上がりを小皿に入れると「おいしい。おいしい」とパクパク食べます。食べ終わると自らおかわりもしました。

食材と仲良くしよう

　幼稚園や子育てサークルで、子どもたちに苦手なものを食べてほしいと思い、まずはその食材と存分に触れ合うことをしました。野菜を触ったり、お魚を触ったり、においをかいだり、ちぎってみたり……息子にも食材に触れ合う機会をたくさんつくりました。きゅうりをじっとみつめたり、白菜をちぎってみたり、生活や遊びの中で食材と触れ合います。1カ月たったある日、じっと見つめても決して口にしなかったきゅうりを、突然にパクッと食べたときにはビックリしました。いろいろな食べ物と仲良くなることが最初の一歩。時間をかけて突然食べられるようになることがあるようです。

（1歳9カ月、男の子）

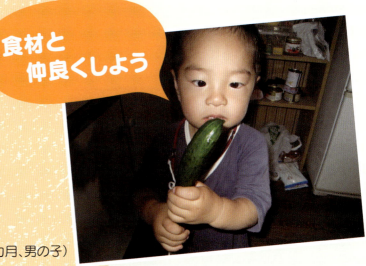

Recipe3 「げんき号」で食べるきっかけづくり

自分で野菜を切ってみた

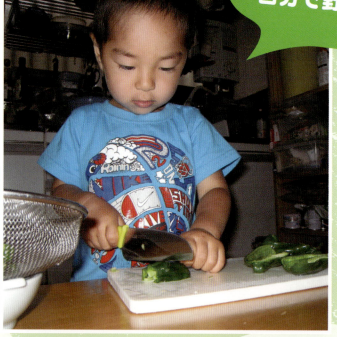

1歳代はおもちゃの包丁で野菜を切るまね。2歳近くで私が手を添えいっしょに野菜を切ってみます。「やりたい!!」というのでやってみました。2歳4カ月、今度は「一人で切りたい」と言います。最初は見ているのがこわいほどドキドキしました。私が2つに切ったピーマンを一口大に切っていきます。オリーブオイルでジュウッと焼いてお塩をパラパラ。一品完成です。「おいしいね。切ってくれてありがとう」お礼を言うと息子はニコニコ。そして、苦手だったはずのピーマンをパクパク食べました。「自分で切ったよ」「一人で切ったよ」と、ほこらし気に何度も言っていました。

（2歳4カ月、男の子）

野菜炒めもつくれるよ〜初めて火を使った!!

2歳4カ月のとき、一人で小松菜を炒めました。それまで、私が炒めているフライパンの中を箸で混ぜていましたが、この日は「一人で!!」と張り切ります。声をかけながらドキドキしつつ見守りました。

3歳8カ月。やると上手になるもので、フライパンの柄に手を添え、全体を上手く混ぜられるようになっていきます。私もその場をすこし離れて別のことができるようになりました。それがとても嬉しいらしく、「お母さん、僕がやったから助かった？」と聞きます。「ありがとう、とても助かったよ」と言うと満面の笑み。ときにはフライパンの縁でやけどをすることもありますが、それで料理が嫌いになることはないようです。私も、すこしの怪我は仕方がないと思い、大やけど・大怪我がないように声かけをしています。

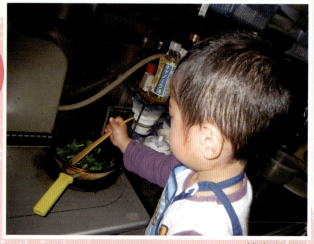

（2歳4カ月）

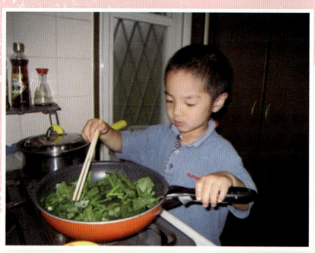

（3歳8カ月）

自分でサラダもつくれるよ

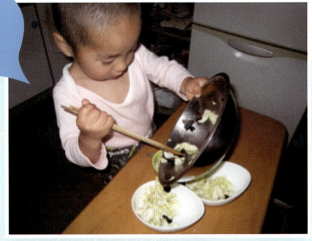
（2歳5カ月）

　生のキャベツと焼きのりを手でちぎり、塩とごま油で和えた簡単サラダです。いっしょにつくって、お皿への盛りつけは息子に任せました。嬉しそうにテーブルに運ぶサラダをよく見ると自分だけ大好きなのりがたっぷり!!

　このころ、生の葉物野菜を出しても食べなかったのがこの日はサラダから食べはじめます。「こうちゃんの作ったサラダはおいしいね」と声をかけると、とても嬉しそうでさらに箸がすすみ、完食しました。

　繊維が強い生野菜、なかでも薄い葉物野菜は食べるのが難しい食材です。食べられないからと言って、嫌いなわけではないのです。息子も4歳を過ぎるまでは食べたり食べなかったりでした。自分でつくったサラダで練習しながら、すこしずつ食べられるようになりました。

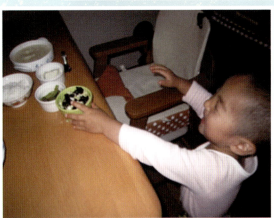

おうちでつくった野菜は格別

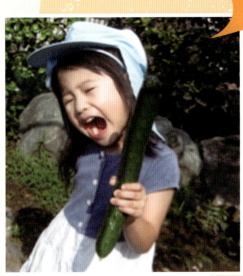

　祖父と庭で夏野菜を育てています。きゅうり、トマト、なす。花が咲き、実がどんどん大きくなっていくのが楽しみでたまりません。野菜を育てることで野菜が身近になります。

　はりきってお水をあげて、いよいよ収穫です。毎日毎日、次々と実る野菜。はさみでそっと収穫したり、手でもいでみたり、野菜の収穫は食べる以上に楽しいようです。

　野菜を育てることで自分で取った野菜、きゅうり、トマトを冷たく冷やして丸かじりすると、とてもよい顔をします。この手に持ったきゅうりは、自分で洗って浅漬けにして食べました。

（3歳、女の子）

Recipe 3 「げんき号」で食べるきっかけづくり

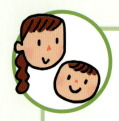

歯科医師ママの子育て
「げんき号」で育ててみたら……

神山ゆみ子（歯科医師）

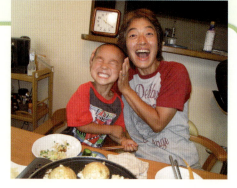

げんき号を親子で話題に！

　食卓でげんき号をいつも話題にしています。お肉をしっかり食べたときは「からだ号、しっかり食べたね。またからだが大きくなるね」と声をかけます。すると、「こっちはちょうしだっけ？」などと次々にチェックします。3歳のころは間違いだらけでしたが段々に「ちから」「からだ」「ちょうし」が理解できるようになりました。

　「お母さん、ぼく小さいころからピーマン食べられたの？」と聞くので「小さいころは食べられなかったけど、食べられるようになったね」と話すと、とっても嬉しそう。食べられる物が増えていくことが嬉しいのです。「すごいね。お母さん小さいころピーマン食べられなかったよ。子どもなのにピーマン食べられるなんて超すごいよ！」と言うと、「食べられるっていうか、ピーマン好きだよ」と自信満々です。食べられない食材があるのはダメなことではありません。お料理をしたり、味見をしたりいろいろな経験をしながら食べられる物が増えていきます。げんき号で食べられることを親子で目標にし、食べられたときにはおおいに喜びあう、そんな暮らしが健康につながっているように思います。

いっしょに料理することは最高のコミュニケーション

　また、息子と料理をするのを日課にしています。いっしょに台所に立ち、味見をして、「おいしいね」と感想を言い合いながら食事の支度をすることは楽しいことです。育児は先が見えずわからないことや不安もいっぱいあります

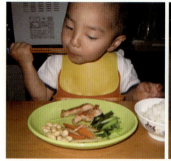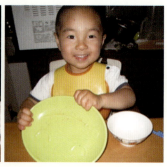

が、食べることに関してだけは「げんき号で食べる」という柱があったので、揺らぐことがなく楽しめたように思います。息子は料理をしていると「お母さん、ぼく役に立った？」とよく聞きます。「役に立ったよ。ありがとう」と言うとすごく嬉しそうに笑います。人の役に立つ喜びを覚えた息子は、ほかにも洗濯物を畳んでくれたり重い荷物を運んでくれたりします。息子を怒りすぎて反省することもありますが、「食べる」ことのかかわりのなかで楽しく仲良く暮らせていると思います。

「はははのはなし」

　息子は絵本『はははのはなし』（福音館書店）が大好きです。その中に「"は"はからだの中からはえてきます。それは食べものの栄養でつくられます」という一文があります。この文を読むたびに「げんき号で食べよう」と思いが強まるようです。

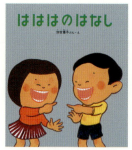

　あるとき、おやつを食べすぎて夕飯をたくさん残してしまいました。そのときにもこの文章を思い出して「おやつの栄養でつくったら、僕の歯グニャグニャになっちゃうね」と言っていました。思わず笑ってしまいましたが、「そうだね、明日からはげんき号でしっかり食べて強い歯つくろうね」と言うと、安心した笑顔で「そうする！」と答えました。

【親と子の体験談】

げんき号で食べることを意識して育てた お母さんたちからの声

(1) 毎日快便
げんき号で食べると便通がよいです。そのせいかお肌がいつでもツルツルです。

(2) 外食が多くなってしまったときに…
外食が多くなってしまったときに子どものうんちが出ないでいました。すると、「野菜が少ないからじゃない？」と子どもが自分で気がつき、意識してたくさん野菜を食べました。すると、とてもいいうんちが出て本人は得意満面。げんき号が身についていることが実感できて嬉しかったです。

(3) 食べるの大好き！！
お友だちから「うちの子、食に興味がなくて」と悩みを聞くことがありますが、息子たちは「これ食べたい！！」と主張します。私の料理を「食べたい」と言ってくれることが嬉しいです。朝ご飯を食べ終わってホッとした瞬間に「今日の夕飯は何？」と言われると「もうっ」と思ってしまいますが、遊んで帰ってきて台所からのにおいでメニューを当てて、好きなメニューだと「ヨッシャー！！」と喜んでいる様子を見ると幸せです。

(4) 「食事をしっかり食べる」が生活の基礎になる
子どもが小さいころから3食しっかり食べられるように、「起きる、食べる、遊ぶ、寝る」という生活のリズムを大切にしました。小学校に入ると、朝ごはん、夜ごはんの時間がとても大事になります。

夜ごはんが遅いと、朝が食べられなくなるので、夜ごはんが遅くならないように心がけました。

中学生、高校生になり部活や塾で食事の時間にばらつきが出てきても身についた生活リズムは崩れず、朝ごはんもしっかり食べて出かけます。部活の朝練などで家を出る時間が日によっていろいろでも、「明日は○時に家を出るから、朝ごはんは○時に食べたいです」と親が時間を段取りしなくても、朝ごはんの時間を確保するために、自分で考えて動いてくれるのでとても楽です。

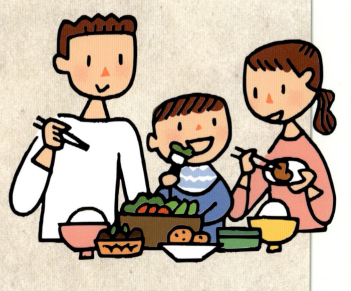

Recipe 4
忙しいお母さんも「げんき号」でつくっています

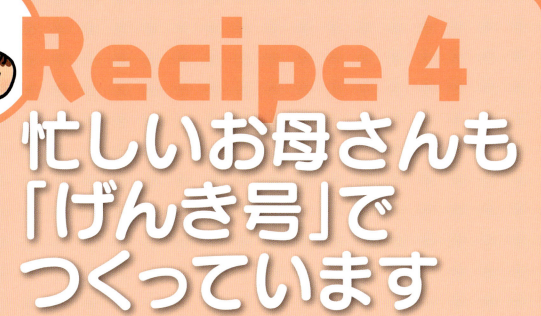

仕事や育児、または介護などで忙しいお母さんにとって、毎日の食事づくりは大きな課題です。しかしながら、日々成長する子どもたちの栄養の確保は重要です。私たちは部屋の掃除などは後回しでよいから、食事づくりを優先してほしいと主張しています。本章では、フルタイムで働きながら食事づくりに奮闘している4人の方に手記を寄せていただきました。

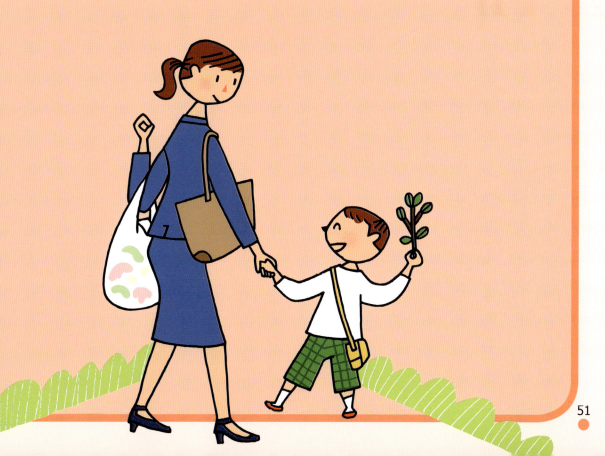

忙しい家庭の食事づくりのヒント

　仕事をもっていたり、子どもの世話や介護に追われていたり、多くのお母さんは多忙な毎日を過ごしています。家事を夫と分担するなど、工夫をしながら、成長期の子どもの食事づくりを大切にしています。

　子どもたちは忙しく働くお母さんやお父さんの姿を見て、家族としての役割を理解していきます。多忙だからこそ、親子での食事づくりの時間をふれあいのチャンスとし、楽しんでいる家族もいます。家族でいっしょに食べることが野菜や魚、肉など、出された物を残さず食べることにつながります。「なんでもおいしく食べられること」は子どもたちの大きな財産です。

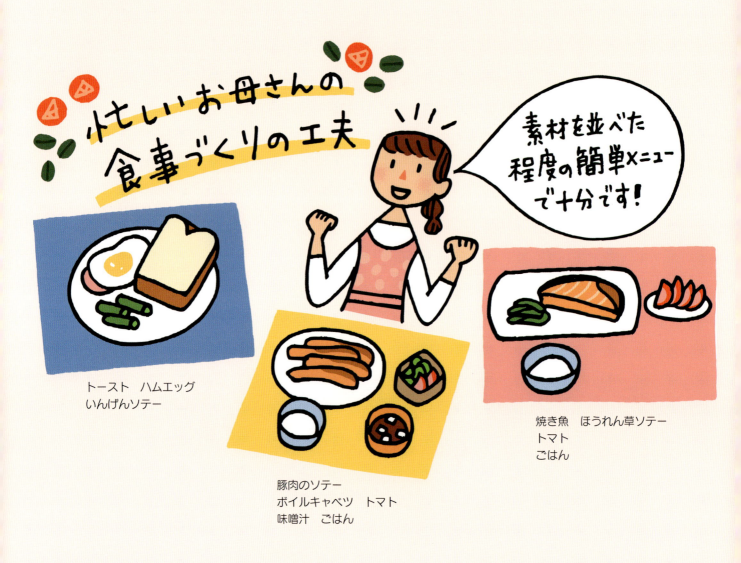

≪親と子の体験談１≫

「３人ともむし歯なし　ここだけはゆずれないと甘い物対策」

福田よしみ（３歳・５歳男児、８歳女児）

食事づくりと仕上げ磨きをスキンシップの時間に！

　３歳・５歳・８歳の子どもの母です。平日は帰宅の遅い夫の手助けは期待できません。てんやわんやの毎日ですが、子どもたちとの食事づくりの時間や仕上げ磨きをスキンシップの大事な時間にしています。

　"ここだけはゆずれない"と甘い物対策をしているので、３人ともむし歯はありません。飲み物は炭酸飲料禁止、ジュースはどうしてものときだけなど、きまりをつくっています。

　保育園や学童保育ででるおやつが気になるので、夜の仕上げ磨きは念入りにしています。

上の子は慎重派、一番下は何でも食べる

　上の子は離乳食も一生懸命に、３歳までは甘い物を食べさせないで育てました。神経質なのか、新しいメニューには慎重。食べず嫌いがあり、ハンバーガーやピザなどのファストフードは口に合わない。しかし、小学生になると、良くも悪くもいろいろなメニューが食べられるようになりました。一番好き嫌いがないのが一番下。親も変に力まず、食べることについても褒め上手になったからかもしれません。

子どもたちといっしょに夕食づくり

　「お母さんはお仕事で忙しく、たいへん」と理解していて、夕食づくりを手伝ってくれます。上の子が手伝ってほめられると、下の子たちも「僕もやる、やりたい」と言います。逆に一番下の子がお手伝いでほめられると、上の子たちが俄然やる気になります。刺激し合う兄弟効果を実感します。お米研ぎや卵焼きづくりを誰がやるかで喧嘩になることさえあります。調理器具の収納場所、包丁の使い方、料理の工程などを覚えることで、料理、食材、味、食べることに興味や得意意識をもってくれたらと願っています。

　夕食づくりは親子の大事なコミュニケーションの場なので、夕食の時間が多少遅れてもよしとしています。いっしょにつくったもの、盛り付けたものは食べるのが楽しみになり、話題もふくらみ、残さず食べます。

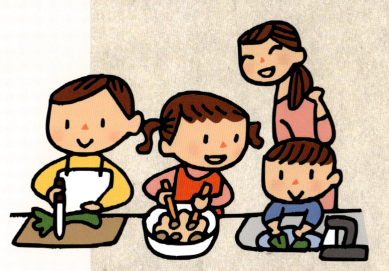

Recipe4　忙しいお母さんも「げんき号」でつくっています

<親と子の体験談2>

「惣菜や冷凍食品にも助けられています」
山口恭子（2歳・6歳女児）

栄養士にとっても毎日の食事は難関？

　保育園に通う二人の娘の母親です。栄養士としてフルタイムで働いています。職業が栄養士というと、「家の食事はきっと豪華」「惣菜や冷凍食品は使わない」とか思われるようですが、もともと手際がよいほうではなく、料理に時間をかけるのが好きだった私にとって、子育てをしながら毎日の食事づくりがかなりの難関なのです。外食の子どもセットには野菜がほとんど使われていないことが多いので、私はあまり利用したくないと思っています。

汁物は具だくさんに！　総菜店や冷凍食品も活用！

　そのために私がすること、それは毎朝仕事に行く前に炊飯器をセットし、汁物をつくることです。ごはんと汁物が家にあれば、もう家で食べるしかない！　自分を追い込む作戦です。汁物は野菜をたっぷり入れて具だくさんにします。余裕があれば朝のうちにおかずもつくっていきます。おかずがつくれなかった日は、保育園近くの手づくり総菜店で買ったり、帰宅してから冷凍食品を調理したりもします。子どもが食べるので、味つけや使われている材料には注意しています。

　近くに薄味のおいしい総菜屋さんをみつけました。品数が多いので、主食、主菜、副菜の組み合わせもうまくできます。

協力的な夫に感謝

　毎朝私が夕食の準備をしている間に、夫が朝食を準備し、子どもに食べさせています。夫が朝の子育てを担っているからこそ、夜の準備が朝のうちにできるのです。あまり言葉にしたことはありませんが、子育てや家事に協力的な夫にはとても感謝しています。

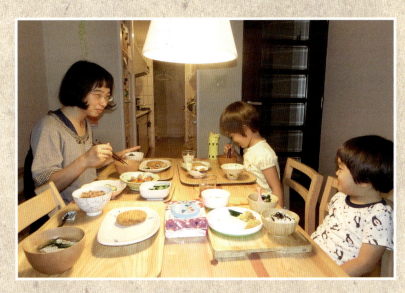

≪親と子の体験談3≫

「保育園に入れてよかった」

福原　愛（2歳男児）

食べない悩み

　息子は低体重出生児で生まれ、なんとか完全母乳で離乳食へ進みましたが、食べてくれたのはスタートダッシュの1、2カ月のみ。本当に苦労しました。当然、体重も身長も成長曲線下限上をかろうじてキープ。"どうしたら食べてくれるの？" "おいしくないの？" と悩み、先輩ママなどにもアドバイスをもらうなど試行錯誤の日々でした。食べないことは私の深刻な悩みでした。

入園のその日から給食100％完食

　職場復帰のため、1歳3カ月より保育園へ通うことになりましたが、初日の連絡帳に「給食100％完食」と書かれていました。その報告に驚きました。はじめから規定量よりも少なくよそってもらい、それを完食しているとも思いました。しかし、家での食事もすこしずつ増えはじめ、「本当に完食しているのだ！」と納得できるようになりましたがなぜ増えたのかという疑問は残りました。でも、なぜ？

食べたいものを自由に楽しく食べる子どもたち

　保育園の一日保育士体験に参加させてもらい、やっと合点がいきました。給食のとき、園児がみんな楽しそうにご飯を食べているのです。子どもが自分で食べたいものをスプーンで口に運び、こぼしても保育士さんは怒らずに介助をする程度。眠くなった子は10分だけ寝かせて、その後また食べさせるということは目からウロコでした。そんなことさせていいんだと……。

「食べる楽しさを伝えられてなかったのでは？」と気づく

　朝は家族全員で食べているものの、忙しい時間帯ということもあり会話は少なく、息子は幼児食のため夜は一人で食べているのです。しかも目の前には母親の「食べなさい」とか「今日は食べてくれるかな」といったネガティブ感満載の顔。息子からしたら、そんな食事は味どころではないですよね。気をつけていたつもりでも実際はやってしまっていました。そのことに気づいたときには、頭をがーんと殴られた気持ちでした。

　その後はメニューもできるだけ親といっしょ、会話も増やす、食べないときは1食くらいいいや！と開き直りました。すると徐々に家でも食べるようになり、好き嫌いはありますが、それもそのうち好みが変わるのではと思っています（本当に変わります！）いまは楽しい食事を一番に心がけるようにしています。

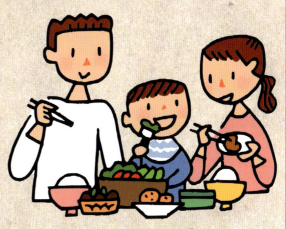

<親と子の体験談4>

「帰宅後短時間で食事をつくる工夫」　　今井　愛（麻結7歳、彩貴10歳）

　私は管理栄養士として正社員で働いています。小学2年生と4年生の娘たち。風邪に負けず怪我をしてもすぐ治る元気な子に育ってほしいと考えています。食事をしっかり食べるせいか、甘い物には執着せず、二人とも健康に育っています。

家族で献立会議

　週末、にぎやかに献立会議を開きます。予算を立てて、家族でお店を回り、娘たちが食品を選びます。重い大根を選び、魚は目の色、大きさをじっくり観察、お店の人に「さんま、10本ください」、「鮭を7切れください」と娘たちが注文します。食品を選ぶ力が育っていく様子を頼もしく見ています。

我が家の食事づくりのルール

❶子どもが大好きな野菜は多めに保管！　毎日食べさせます

　生野菜や茹で野菜を休日にまとめて切り、平日に減ったぶんを追加します。我が家はほうれん草が大好きなのでまとめて茹でます。その日と翌日の分は冷蔵庫に、残りは、1ブロックごとに底の浅い広めのタッパーに並べ冷凍します。

❷惣菜＋手づくりで時間短縮

　サラダを最初からつくるのではなく、市販のマカロニサラダ・ポテトサラダ・豆サラダに茹でた人参や国産のミックスベジタブルや千切りキャベツなどを加えます。ブロッコリーやトマトを添えたり、レタスで包んだ、アルミホイルに入れてチーズをのせて焼いたり、カレー風味にしたりするとメニューの幅が広がります。

ほうれん草ブロック　　　市販のサラダに野菜を加える　　　野菜のストック

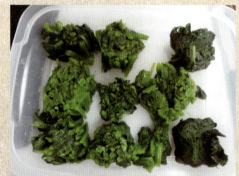
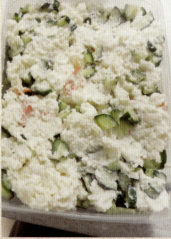
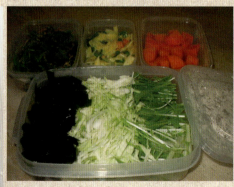

❸圧力鍋の活用

　圧力鍋を使用すると調理時間が大幅に短縮できます。例えば、かぼちゃとじゃがいもの煮物は2分加熱し15分後には食べられます。肉と野菜の煮物や五目豆も同様の時間でできます。作業時間は少なく、しかもおいしいのです。帰宅後、子どもたちをお風呂に入れる前に加熱して火を止め、お風呂から出てきたらできあがりです。夕食の作業がとても楽になります。

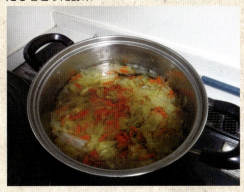
だしをとった野菜

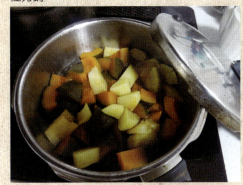
圧力鍋

❹汁物はだしをベースに野菜をたっぷり入れてつくります

　昆布と鰹節のだしでつくった野菜ときのこを入れた野菜汁を多めにつくり、冷蔵庫に保管します。3日でなくなるので4日目の朝にまたつくります。色々な料理のベースになるので便利です。

❺献立の基本はいつも「ちから＋からだ＋ちょうし」

　朝食はいたってシンプルですが、「ちから・からだ・ちょうし」に合わせて子どもたち自身が用意できるようにしています。夕食は、副菜は冷蔵庫につくり置きした物＋ちょっと加える物、主菜は肉→魚→卵→大豆製品と順番にすると献立に悩みません。

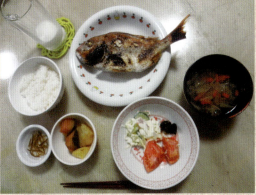
子どもたちの食事
（魚は2人で1尾です）
きれいに食べました！

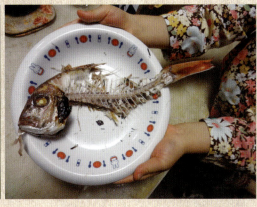

食に興味をもつ子へ

　子どもたちにはいろいろな経験をして自分で元気をつくりだす子になってほしいと思っています。

菜園での落花生取りの様子

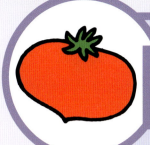

Recipe 5
食べない悩みの解決へ
～仲間で育つ子どもの食

育児に悩みはつきもので、食べない悩みもその一つです。
食に取り組む幼稚園や保育園、学校に通ったり、子育てグループに参加したりするなかで子どもの食も成長していき、おいしい笑顔がみられるようになります。
同じ世代の親仲間との情報交換で「悩んでいるのは自分だけではない」と励まされることもあるでしょう。
この章では「子どもが食べない」という悩みを抱えているお母さん方に手記を寄せていただきました。

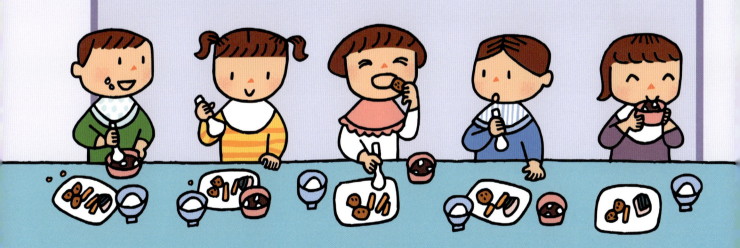

家族はいちばんの仲間！

　離乳食のころはスプーンで与えると次々に口に入れ順調に食べていたのに、あるときから、ぱたっと食べなくなったという話をよく聞きます。「もう赤ちゃんじゃないから自分で食べてみたい」と思っているのかもしれません。自立の一歩ととらえ、できるだけ家族といっしょに食事ができるよう食事時間を工夫してみましょう。お父さんやお母さんが食べているものをほしがったときはチャンスです。分けてあげましょう。

　同じものが食べられて「ヤッター」という気持ちになるのでしょうか。「おいしかったね」「よかったね」と食べられたことをおおいにほめてあげましょう。食べなかったときには知らないふりをして「また今度ね」と言って、食べたときにすかさずほめることが子どもの食べる気持ちを育てます。大人の食事を薄味にしておけば取り分けても安心です。

　大人も誰かといっしょに食べるのが楽しいように、子どもも仲間がほしいのです。そばにいることの多いお母さんは一番の仲間ですね。

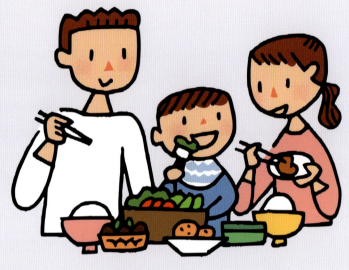
▲家族いっしょに食べるとおいしいね

幼稚園や保育園での食育の成果
～仲間といっしょに楽しい食事

　幼稚園や保育園で食育を行っていると、5歳ごろには「何を食べなければならないか」を理解して、自分の偏食を意識するようになります。「このままではいけない。頑張って食べるぞ」と自分に気合いを入れて食べている子どもをよく見かけます。頼もしいです。そして、小学校入学を機にさらに食べるようになったという嬉しい報告をよく聞きます。

　「この子は好き嫌いの多い子だ」とあきらめないで、長期的に見守り、サポートする姿勢が大切だと多くの親子に教えられました。お弁当持参の幼稚園では、その子が食べられるものしかお弁当に入ってないケースがほとんどです。毎日同じおかずを入れて、「これでは栄養のバランスがとれない」と悩んでいる保護者の方がいます。

そこで、カリキュラムの中に「食のカリキュラム」をつくった幼稚園があります。緑の野菜やとれたての夏野菜、丸ごとの魚、炊きたてごはんなどを、目の前で料理して、最高においしい状態で食べる試みを実践しています。時間はかかりますが、子どもたちがいろいろな味を覚えて、豊かな食生活に近づいていきます。

僕もおさかなおろしたい！

◀幼稚園での食のカリキュラム
「おさかな丸ごと食べてみよう！」手を添えてもらって塩焼きの準備をします

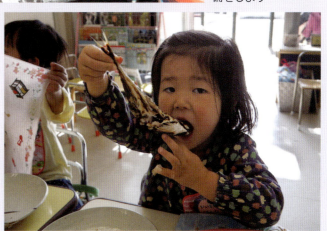

▲炭火で焼いたあじ、丸ごといただきます！

いいにおい！

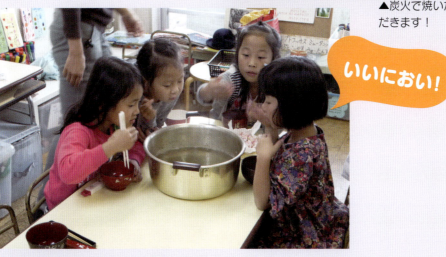

▲本物のだしを味わう
昆布とかつおでつくっただし、どんなにおいかな？

Recipe5 食べない悩みの解決へ

≪親と子の体験談1≫
「幼稚園で食べられるようになった」

内藤あずさ（かのん7歳）

　娘は離乳食終了後、ご飯や野菜をまったく食べなくなりました。ハンバーグやお好み焼きに細かく野菜を刻んで入れる、カレーにすった野菜を入れるなど、何とか食べさせようとしました。しかし食べません。甘い物なら食べるということでもなく、ともかく少食でした。

お弁当の白いご飯を嫌がる

　園で勧める白いご飯のお弁当を嫌がるため、パンを白いご飯のように見せかけ、毎日同じおかずを入れました。幼稚園は食育に熱心で、月に一度「食のカリュキュラム」があります。旬の野菜を食べたり、触れたりと勉強する機会がありましたが、最初はまったく食べなかったり、一口だけ食べたりでした。しかし、年中組になると変化が出てきました。まず、先生から「食べてみない？」と誘われたのをきっかけにご飯を食べるようになったのです。その日を境に、「ご飯をお弁当に入れてもいいよ」と言ってきました。

　食のカリキュラムで食べられた野菜は、次の日からお弁当にも入れました。「家でも園と同じ食べ方をしたい」と言われたことがありました。それは、いんげんを茹で、ほんのすこししょうゆをかけたものでした。素材を活かし、すこしだけ味を加えたものだったのです。手の込んだものではなくてよかったのです。年長組になると、園ででた野菜はすべて食べられるようになりました。

小学校で給食が楽しくなる

　小学校入学当初は給食を嫌がって、毎朝「給食があるから学校に行きたくない」と言っていました。先生と相談し、給食の量を調節していただくと、完食できるようになり、それ以来自信がついたのか、給食が楽しくなってきたみたいです。

　本人が立てた「苦手な食べ物にチャレンジ」の目標もすこしずつ達成できてきています。特に緑色の野菜は苦手ですが、努力しています。

　私の中にどこかあきらめていた部分があったのではないか。もっと食材に触れるチャンスをつくったり、いっしょに料理をすればよかったのではないかと、いまになって思います。

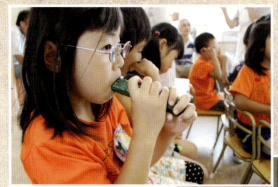

▲丸ごとのきゅうりをガブリ！

▶「やさいと仲良しになろう！」の1コマ

さわりた〜い！

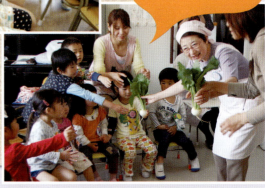

≪親と子の体験談2≫

「私の方針転換」

中村琴子（翔大7歳、咲乃10歳）

子どもの食べる物中心の食生活

　上の娘は何でもよく食べ、食事に関して一度も悩んだことがありませんでした。息子はかなりの偏食で、食べなれたものしか口にしなかったため、私はどうしたら食べるだろうかと悩む日々でした。「食べなければ育たない」と心配し、幼稚園入園までは、息子が食べてくれるものを仕方なく出すという日々でした。

　息子が入園した幼稚園には「食のカリキュラム」があり、新しい食材に出合う場面がぐんと増えました。しかし、なにごとにも慎重派の息子、そう簡単にはいきません。このまま小学校に行ったら、給食が嫌で登校拒否するのではないかと焦りを感じました。条件をつけたり、ごほうび作戦にでたりと手を変え品を変えやってみました。しかし、これらは一時的な効果しかないことをのちに悟りました。

方針転換と息子のチャレンジ

　私は方針を変えました。息子が食べないとわかっていても、家族と同じ物を出しました。でも食べません。しかし、息子にとって、カリキュラムのときに食材を触ることや、まわりの友達がおいしいと食べている姿を観察する時間は大切なものでした。一口食べられたことが自信となり、徐々に新しい味にチャレンジしはじめたのです。年長のころ、友だちが食べている様子を見て、「自分もあんなふうに食べたい」と思ったとのちに話してくれました。

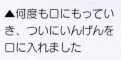
▲何度も口にもっていき、ついにいんげんを口に入れました

さらに小学校入学が転機となる

　大きく変わったのは小学校入学です。1カ月の献立表を見ると、完食できそうな日は1日もありません。「食べた」「残した」の問答が続く日々でした。ところが、あるときから「今日はペロリ（完食）だったよ！！」という報告が届くようになりました。

　転機は担任の先生のひとことでした。息子の「残してもいい？」に答えて、「全部食べてほしいな」の返事です。食べてみた息子は「結構いける」と思ったそうです。昨今は給食の完食は当たり前になり、新しい担任の先生は「翔大君が食べられなかったなんて信じられない」と驚いています。

　幼稚園時代から何とか食べようと彼なりに努力していたのでしょう。私もこんな日が来ることを信じて、子どもに合わせるだけでなく、「食のカリキュラム」の力も借りながら、いろいろな食材に触れること、多くの味を覚える機会を与えることを続けてきてよかったと思います。

　食べないからと甘い味にしたり、食事の代わりにお菓子を出すことはしなかったおかげか、小学3年生の現在むし歯は1本もありません。強い偏食がある割にはたいした病気もせずに息子が成長できたのは、数少ない食べられる食材でも「げんき号」になるよう、それだけは実行したからだと自負しています。

<親と子の体験談3>

「近所のちびっこ仲間でお料理パーティー」 関律子（歯科衛生士、りゅうと8歳）

いっしょに八百屋さんへ!

「下の子が野菜を食べないの」と仲のよいお母さんから打ち明けられました。お姉ちゃんは何でも食べるのに、弟くんは幼稚園のお弁当に入れても食べず、園での給食の野菜も残すそう。歯科の子育てサークルで、野菜が苦手な子が楽しい演出で食べられる奇跡的な瞬間を何度も目にしてきた私は、「今度、うちでお料理して食べてみない？」と誘ってみました。ある休日のお昼前、小学校2年生の息子と、その子とお姉ちゃんを誘ってまず八百屋さんへ。それぞれが食べたい物を買い、弟くんはキャベツを選びました。小さなからだにキャベツ丸ごとは大きな荷物でしたが、しっかり持って上二人の後をがんばって歩きました。途中、私が袋に入ったキャベツを見ながら、「おいしそうだよ、食べてみる？」と話しかけると、「うん！」と。先に私がちぎって「甘くておいしいよ〜」とパリパリ食べてみると、真似っこしてパクッと。「ほんとだ、おいしい〜」と。びっくりするくらい、普通に食べていました。

料理を通じたワクワク体験

弟くんは仲良くなれたこのキャベツを使って、わかめを入れたお味噌汁をつくりました。キャベツを切り、わかめを切って、鍋に入れてとお料理することもとても楽しんでいました。料理が出来上がったころ、お母さんにお客さんとして来てもらい、みんなで「いただきます」をすると、弟くんは、自分のつくったお味噌汁を全部食べ、お姉ちゃんたちがつくった野菜もすこし挑戦して食べました。

お母さんもとても喜んで、その後のメールには「食べられることを知って安心したよ」とありました。その後、急にパクパク食べるとまではいかないようですが、楽しく経験できたことが次の自信につながっているようです。買い物へ行く、作ってみる、食べてみるという過程を踏むことで、子どもに「食べられるかも？　食べてみようかな？」という、ワクワク感が湧いてくるように感じます。そんな子どもの姿を見ると、小さいころにたくさんのワクワク体験をさせたいと思うのです。

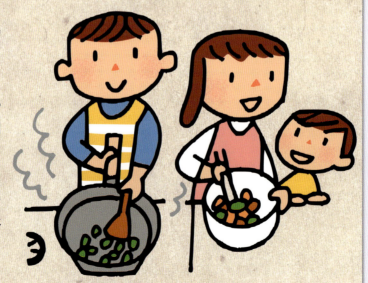

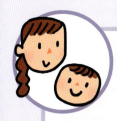

歯科衛生士ママの子育て
子育てサークル"はーみー"の活動

今村幸恵（歯科衛生士）

むし歯予防は育児そのもの

歯科衛生士である私が出産したとき、むし歯なく子育てしたいと考え、産院で友だちになったママを誘い、子育てサークル「はーみー」を立ち上げました。ママたちへの誘い文句は、「甘い物を極力控えて、好き嫌いなく何でも食べられる子どもに育てたい。それがむし歯予防になるのよ」でした。

活動は、生後半年の離乳食開始と同時にスタートして年2回開催し、中学校入学まで12年間続きました。歯科衛生士と歯科医師が中心となり、年齢に合った食と歯のカリキュラムをつくりあげていきました。毎回、母親座談会も行い、そのときどきの子育ての喜び、悩み、そしてちょっとした子育てのアイディアを共有していきました。

乳幼児のころは「味覚形成を大切にする離乳食」「味覚形成の妨げになる甘いお菓子は3歳までは遠ざけよう」「生活のリズム」「早寝早起き」「いっぱい遊んでお腹をペコペコにしてから食事」「のどが渇いたらお水かお茶」「仕上げ磨き」などをテーマとし、3歳以降はすこしずつ甘いお菓子を食べる機会が出てくるため、「お菓子の上手な食べ方」「おいしい食事をげんき号で点検」「親子で歯垢の染め出し」などの内容で行いました。

さらに小学生時代には季節の野菜をおいしく楽しく食べる「夏野菜レストラン」「冬野菜レストラン」「お味噌汁をつくろう」などの調理実習を行いました。また、内容も「げんき号で食べるとなぜいいの？」「歯磨きオリンピック」「口のトレーニングあそび」など、子どもたちへ投げかける健康教育カリキュラムへと変わり、歯科衛生士、歯科医師、母親たち参加者全員が子どもたちを温かく見守っていく会となっていきました。

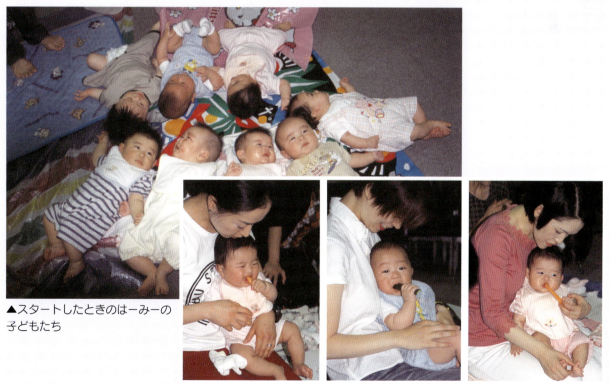

▲スタートしたときのはーみーの子どもたち

▲生後6カ月のころ。はじめての野菜スティック

みんなで小松菜を食べてみよう！

　ある日のカリキュラムを紹介します。「ちから、からだ、ちょうしの３つの車両に食べ物がのるとげんき号が出発するよ！」とお話しした後で、小松菜を子どもたちに直接触らせ、香りを感じさせて興味をもたせ、目の前で調理してみんなで食べます。子どもたちが「食べてみたい！」と思えるように大人が楽しくパフォーマンスをします。

　参加者も増えていき途中参加ですでに好き嫌いのある子もいましたが、楽しく食べる雰囲気ができると、苦手な食材をパクパク食べるのです。仲間から拍手でほめられて、さらに得意になってほおばって食べるという場面をよく見るようになりました。この体験は、子どもたちを成長させます。みんなのかかわりで、家でも園でも学校でも食べるようになっていくのです。

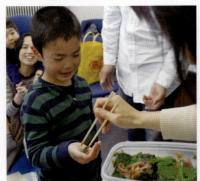
▲苦手な小松菜に挑戦！

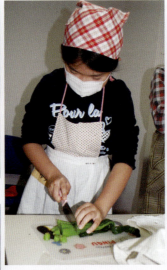
▲小松菜の調理

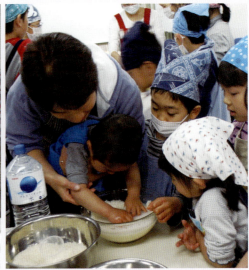
▲お米を研いでいます

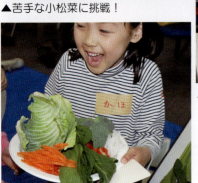
▲１日に摂取する野菜の量

12歳、全員むし歯なし！

　その成果もあり、全員むし歯０で小学校を卒業することができました。口の中には磨き残しがところどころにみられますが、目立った歯肉炎は認められません。全員好き嫌いなく、味覚は薄味を好み、砂糖を含む甘味は少量で満足する傾向にあります。甘いおやつのとり方は各家庭での約束があり、「週末だけ」、「特別なイベントのときだけ」、「１日１回１個」、「１日おき」などです。ほとんどの家庭のおやつは、おせんべい、パン、おにぎりなどの軽食でした。

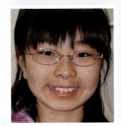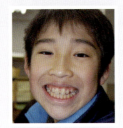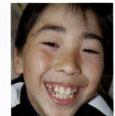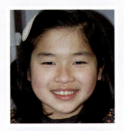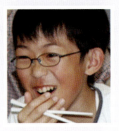
▲12歳、全員むし歯なしでこの笑顔！

はーみーの成果～口の中の細菌から

　0歳から参加した子どもに対し、6歳と12歳時の2回にわたり口の中のミュータンス菌（むし歯の原因菌）の量を調べる唾液検査を行いました。6歳時には母親の唾液検査も同時に行いました。

　小学校入学時、6歳の検査では、母親のミュータンス菌の量にかかわらず子どもたちの唾液中のミュータンス菌量はきわめて低い結果となりました（一般的に0.01％程度でかなり低い値と判断されますが、サークルに参加した子どもはさらに低い0.001％付近の数値となりました、下図①）。

　6年後、中学入学時、12歳の検査でも、ミュータンス菌は検出されませんでした（0.0001/％ 未満）。6歳の検査では子どもたちのミュータンス菌の比率に多少のばらつきがみられましたが、12歳の検査では全員0.0001/％未満に収束しています（下図②）。

　母親の検査結果では、細菌数はほぼ安全域ですが子どもたちよりは高めでした。むし歯の治療をした歯の数は平均値なみでそれなりに歯で苦労されてきた方々です。母親たちは、はーみーに参加することで食生活、歯磨きへの関心が高まり自分も気をつけながら生活するようになったそうです。

　この結果から、食を中心とした生活習慣がしっかりしていれば、子どもの口の状態は母親のむし歯になりやすさに影響を受けず、さらに生活習慣への留意が長期にわたるほどむし歯になりにくいことがわかりました。

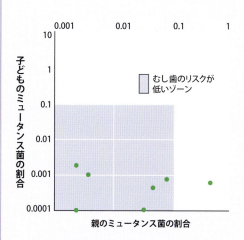

①小学校入学時の子どもと親のむし歯菌の割合（％）

（唾液中の総レンサ球菌に対するS.mutans（ミュータンス菌）の割合、被験者7名）

子どもと親の唾液を測定したところ子ども全員がむし歯リスクが低いゾーンにおさまった
（口腔衛生学会雑誌,58（4）：237,2008.）

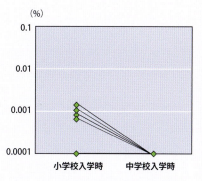

②子どもたち7名の小学校入学時，中学入学時の唾液中のむし歯菌の割合（％）

（刺激唾液の総レンサ球菌に対するS.mutansの割合）

6歳の検査では子どもたちのミュータンス菌の比率に多少のばらつきがみられたが，12歳の検査では全員0.0001％未満になっている
（口腔衛生学会雑誌,66（2）：109,2016.）

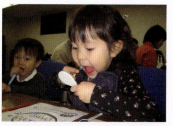

▲歯磨きオリンピック。染まったところを鏡で見ながら磨きます

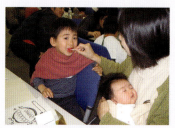

▲染め出し。苦手なところはママに染めてもらいます

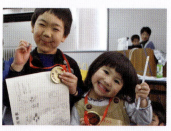

▲歯磨きオリンピック金メダル！

【子どもたちの感想
～中学生になったとき、はーみーの子どもたちに聞いてみました】

- むし歯なく育ててくれて感謝してる（照れながら）
- 甘い物を格好いいと思ったけど、甘い物を急に食べたら、頭に〝？〟マーク。「なんだこれ」と思った。
- いまだに野菜が好き、自分にとってよかった。
- 給食を残さず食べるのは当たり前、食べるの大好き。
- 食べ物のことがいろいろわかった。
- はーみーを続けてほしい、手伝いに来たい、小さい子に歯磨きを教えたい。
- むし歯の痛みを知らない幸せを感じる。
- 友だちがお菓子を持って来たとき、こんなに食べるのかと思った。お菓子を食べるときも量を気にする。
- みんなとつくって食べるのがとても楽しい。

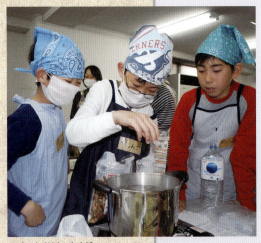
▲お味噌汁づくり

【お母さんの感想】

- 私は小さいときから歯医者さんが苦手で、わが子にはむし歯で苦労はさせたくないけれど実際にどうしたらよいかわからずにいました、また、〝歯磨きはどのようにすればいい？〟〝チョコやあめはやはりむし歯になるのかな？〟という漠然とした知識しかありませんでした。産院での出会いのお陰で、はーみーに参加し、子育てを共有できる仲間に出会いました。
　　12年間参加して、むし歯にならないことも大事ですが、子どもたちが大きくなって、自分で自分の食生活を考え、自分の歯やからだを守ることができる大人になってもらいたいと思っています。

- 我が子をむし歯なく育てられたことに、大きな自信と、感謝の気持ちをもてることにうれしさを感じます。小学校に上がり、給食のメニューをげんき号に分けて色塗りをし、毎日残さずに食べてきます。親としてこんなに嬉しいことはありません。子どもが大人になったときに一番に思い出すのは食べている場面じゃないかなと思います。だから子どもにとっていろいろな意味でのよい食卓にしたいと思っています。

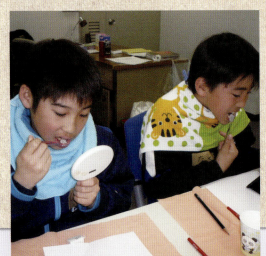
◀小学校6年生のときの歯磨きオリンピック

Recipe 6
おやつの役割・甘い物とのつき合い方

子どものおやつは食事で足りない栄養を補う「補食」の役割があります。そのため、親がその内容や量を決めることが大切です。おやつには食事とはちがった楽しさがあるのも魅力です。3歳をすぎたら甘い物の出番を上手につくれば、よりすてきなおやつの時間になるでしょう。
子どもを見るとお菓子をあげたがる大人への対策に、知恵を絞ってわが子を守った実例もご紹介します。

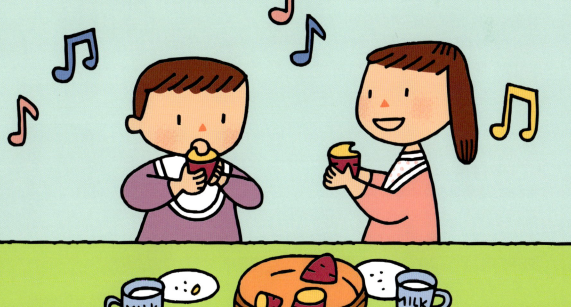

おやつの役割ってなに？

　幼児は、胃袋が小さくて1回の食事量が少なく、3度の食事だけでは必要な栄養がとれないことがあります。そのため、3度の食事に加え1回は補食としてのおやつが必要です。

　"おやつ"という言葉のイメージから誤解されやすく、お菓子を与える人が少なくありませんが、補食ですからお菓子とは限りません。幼児は大人に比べからだは小さいのに大人の7割前後の栄養量を必要としています。成長に必要な分が加算されるからです。朝食、早めの昼食、お昼寝のあとの軽食、夕食の4回食として考え、内容は食事に準じたものにするとよいでしょう。保育園はこのスタイルです。おやつとしておにぎりやグラタン、サンドイッチ、おうどんなどが出て、親の勤務の都合で夕食が多少遅くなっても対応できるようになっています。

Advice
子どもの状態によって、おやつのとり方は変えましょう
- 3度の食事をしっかり食べる子どもは、おやつ（補食）の必要がなく、水分補給程度で十分な場合もあります。
- 子どもが少食な場合、おやつはあげないで夕食を早めにして、しっかり食べるように工夫している方もいます。

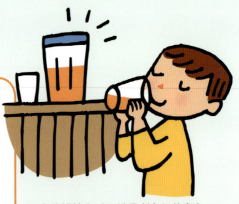
▲水分補給タイムは子どもに休息を与える意味でも大事です

Advice
夕食が遅くなる場合の対策
- 親の勤務などの事情で夕食が遅くなるときがあります。そのときはお菓子ではなく食パンやおにぎりなどすぐできるものをまずあげましょう。これを"夕食の先取り"と言っています。その後、できたものから順番にあげるなど、その場に応じた対応をします。
- 夏など、きゅうりやトマトを食べさせて時間稼ぎをしたという話もよい例です。

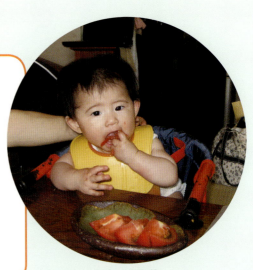
▲トマトで夕食の先取り

どんなおやつをどのくらいあげたら よいでしょうか？

❶ 3歳までのおやつは、甘くない物で

3歳までのおやつは補食としての役割が大きい時期です。お菓子やスナック菓子をあげるのは早すぎます。「甘い物は3つになってからね」と言葉をかけて、先の楽しみにとっておきます。

▲暑い夏にシャリシャリのかき氷が気持ちいい！
(小児歯科臨床, 20 (5): 44. より転載)

> **Advice**
>
> 甘くないおやつもたくさんあります
> ・無糖のプレーンヨーグルト好きのお子さんは多いです。酸っぱい味の練習によいですね。
> ・夏のはじまり、動物園で周囲の子どもたちはかき氷を食べています。機転をきかせたお母さんは、2歳のカズ君にシロップのないかき氷を注文しました（左写真）。シャリシャリした食感に大喜びのカズ君でした。

▲甘くないおやつもたくさんあります

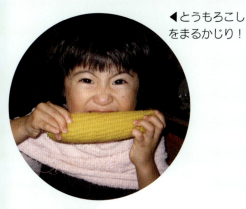

◀とうもろこしをまるかじり！

> **Advice**
>
> 自然のおやつ大好き！　そのままの味、最高
> ・ほかほかのじゃがいも、さつまいも、夏はとうもろこし、秋は栗。自然のおやつの仲間です。
> ・子どもは自然の味が大好きです。ふかしたてのじゃがいもの丸かじりなど、大喜びです。そのうえ、前歯で噛みとって、奥歯でよく噛む練習ができ、噛むことが上手な子どもに育ちます。

❷ 3歳になったら、おやつの約束 〜おやつは1日1回、このぐらい

このころになると、子ども同士で遊ぶ機会も増えます。子ども同士のおやつのやりとりもでてきます。1日に食べてよいおやつの量を、おうちのルールとして決めておきましょう。おやつの内容や量は親が決めます。子どもが「もっとほしい」と言ってきたときに、「今日のおやつはおしまい」と言える親になりましょう。

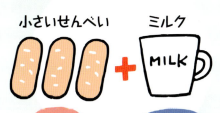

小さいせんべい 3枚 ＋ ミルク 100mℓ

▲おやつの量の目安
（塩せんべいやビスケットなど小さいもの3枚と牛乳100mL）

● Recipe6 おやつの役割・甘い物とのつき合い方

▶おさとう2本分

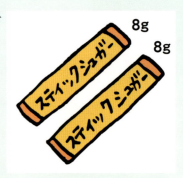

❸ 3～5歳ごろの甘い物は「おさとう2本分」を目安に

　3歳以上になると家族や友だち同士で、甘いお菓子を食べるチャンスが増えてきます。いつまでも甘い物なしというわけにはいかないでしょう。そこで心がけたいのが「おさとう2本分」です。おさとう2本分とは、8gのスティックシュガーを2本分ということです。

　この根拠は、日本歯科医師会が1977年に発表したこの年代のむし歯予防のための砂糖の限度量です。1日の砂糖の限度量が30～40gとあり、そこから調味料として使う分を差し引くとおやつとしては20g弱となります。これを子どもにもわかるように8gのスティックシュガー2本におきかえました。2015年に、WHO（世界保健機関）は成人の砂糖の限度量を1日に摂る全エネルギーの10％以内と提言していましたが、現在ではさらに低い5％にすることを提唱しています。また、2016年に米国心臓協会も子どもの砂糖の摂取量について指針を出しましたが、これともほぼ一致します。歯にとってもからだにとっても守らなければならない量です。

❹ 甘くないからといって、たくさん食べては困ります

　おやつの目安量は3歳児で100～150kcal、4～5歳児で150～250kcalくらいにしましょう。

　その根拠は、おやつの量はその子どもに必要な一日の推定エネルギー量の10～20％といわれていることにあります。性別、年齢、体格、運動量などで必要量は異なりますが、3～5歳は1,000～1,300kcal程度なのを参考にしました。

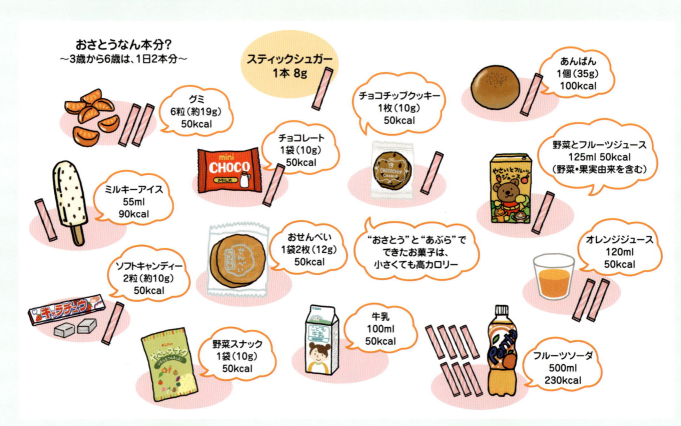

▲お菓子の砂糖量とカロリーの目安

❺ 果物だったらたくさん食べてもいいの？

　果物にも1日に食べてよい量があります。大人の約半分で、冬みかんは1個、バナナは半本、巨峰は3個、いちごは5個程度です。最近は店頭で果物の糖度の表示を見かけるほど、生産者が甘さを競っています。果物は「水菓子」と言われるゆえんです。食べすぎて食事にひびくようでは困ります

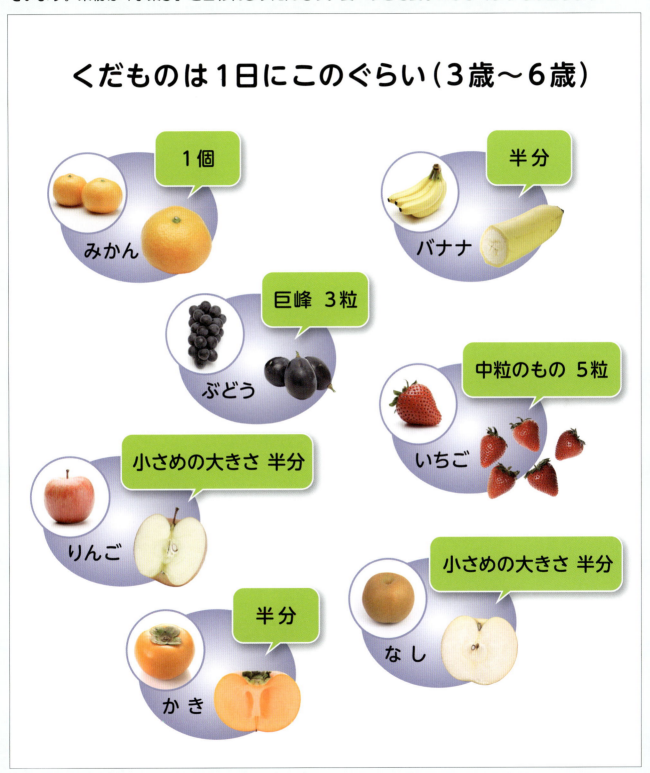

▲果物の食べる量の目安

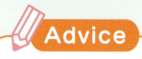

果物の食べ方と注意点

- 生で食べるのが味も最高、繊維も多く、特にりんごなどは噛んだときの食感がたまりません。りんごの生産者は皮と身の間が一番おいしいから皮つきがおすすめといいます。
- 元気な子どもは果物を噛んで食べましょう。みかんなどは中の袋ごと食べる習慣にしたいものです。繊維量が増えます。
- ジュースは繊維量が減ります。噛むチャンスもありません。噛む機能の育つ時期の子どもには不向きです。
- 果糖には食べすぎると害があるといわれています。中性脂肪を増やすからです。特に大人は食べすぎに要注意です。親子でいっしょに食べるなら夜を避けて、朝か、昼、おやつのときと決めておきましょう。バナナ半分にコップ1杯の牛乳もいいおやつです。
- 缶詰の果物は糖分を加えてあります。お菓子の仲間と考えましょう。

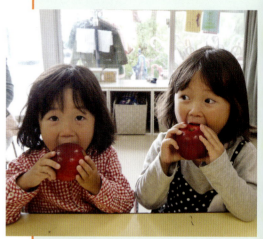

▲りんごの丸かじり

親子でいっしょにつくるおやつって楽しいね

　毎日おやつを手づくりすることは、子育て中のお母さんにとって、大きな負担になるでしょう。休日や雨で外に出られない日などを利用して、親子でおやつづくりなどいかがでしょう。小麦粉を水どきし、1センチぐらいに刻んだにらと塩少々を入れて、ホットプレートで焼いたもの（にらせんべい）程度の簡単なものでも子どもは大喜びです。子どもにとって一生の思い出になるほどです。

　脳科学者の川島隆太氏は大学生に幼少期の親子の触れ合い体験を問うアンケートを実施しました[1]。その結果、「親子でおやつづくりをした経験がある」と答えた人はそうでない人にくらべて、人生に対する前向きな気持ち、達成感、自信や至福感など7項目で優位な差があったそうです。親子のふれあい以上のものが「おやつづくり」にはありそうですね。

あっという間にできる簡単おやつ

きな粉マカロニ

〈材料〉
マカロニ　100g　きな粉 40g
砂糖　20g　塩少々

〈つくり方〉
マカロニを8分茹でる（袋の表示時間を参照）。きな粉と砂糖、塩少々を混ぜた物を加える

パワフルだんご

〈材料〉
白玉粉　100g　　絹ごし豆腐 120g
いりごま（黒）20g　砂糖 8g
きな粉　15g　　砂糖 8g

〈つくり方〉
白玉粉に絹ごし豆腐を入れてよくこねる（子どもの大好きな仕事です）。耳たぶ程度の硬さになったら、おだんごをつくる．沸騰したお湯に入れて、浮き上がってきたらできあがり
※黒いりごま（砂糖入り）、きな粉（砂糖入り）と2色にするのもきれいです

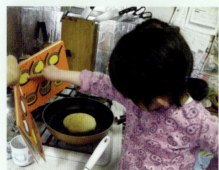
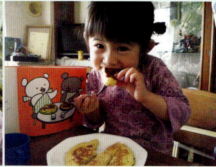

▲親子でおやつづくり
絵本「しろくまちゃんのほっとけーき」（こぐま社）のまねをしてホットケーキをつくりました！

知恵を出し合ったおやつ対策

〝むし歯予防や、味覚形成のために3歳までは甘い物をあげないで育てる〟というと「それはちょっと無理」「甘い物をあげないなんてかわいそう」という声が聞こえてきます。はじめての子育てで、いざとり組もうとしたときにこういう声を聞くと、くじけそうになるでしょう。

ここからは、くじけずに知恵を絞って甘い物対策を実行したお母さん方の奮闘記をご紹介します。周囲との関係に配慮しつつ、自分の育児方針を変えずに、毎日を積み重ねてきた姿に勇気づけられることでしょう。

対策 1　わが家の方針を遊び仲間に伝える

かわいいからと大人の方からいただくお菓子や遊び仲間とのおやつ交換は難題です。「断るのも悪いから」と思っていると、いつの間にかずるずるとお菓子の量が増えてしまった話はよく聞きます。思いきって自分の家の方針を伝えてみましょう。伝えたことが相手もむし歯予防に関心をもつきっかけとなり、人間関係もかえってよくなったという話も聞きました。

＜親と子の体験談1＞

「あげてもいい？と聞いてくれるようになった」

島村可菜子（4歳男児）

自分では甘い物を遠ざけて育てようと思っていましたが、周囲にお菓子をあげたがる人がいると、ときとして大変な圧力に感じることがありました。

でもお友だちのママは、アレルギーのこともあるため、子どもにお菓子を配る場合など「あげても大丈夫？」と聞いてくれたので助かりました。そんなとき「うちはまだあげていないから」ときちんと断りました。あるとき「どうして僕だけだめなの？」と子どもに言われました。その場では「うちにはうちのお約束があるからよ」と答え、家に帰ってからじょうぶなからだをつくるためにおやつの約束があることを話しました。

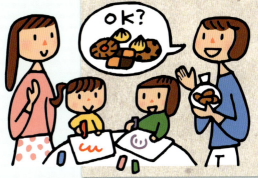

<親と子の体験談2>

おじいちゃん・おばあちゃんに理解してもらうために

１）子どもが好きな食事をおばあちゃんにつくってもらった （3歳女児の母）

　いつもお菓子をあげたがるおばあちゃんに、娘の好物を伝えて「今度遊びに行くときにはぜひつくってください」とお願いしました。おばあちゃんがつくってくれた食事を娘が「おいしい！」と食べる姿を見て、お菓子をあげたがっていたおばあちゃんが満足してくれました。

２）早寝、早起き外遊び （6歳女児の母）

　日中は公園などでたくさん遊び、早寝早起きをさせ、同居の祖父母からお菓子をもらうチャンスを減らしました。ときには祖父母がお菓子をたくさんあげてしまい心配に思うこともありますが、ケンカしない程度にお願いをしています。6歳までむし歯なしで育っています。

３）「こだわりの強い人」と思われたけれど、この生活で良かった！！ （4歳男児の母）

　3歳まで甘いお菓子で苦労したことは、周りの人からの圧力というか、こだわりの強い人と思われていたことです。義父には、「まだお菓子食べられないのか。かわいそうに。いとこの○○ちゃんは、ケーキでも何でも食べるぞ！」など会うたびに言われ、それはそれは大変でした。ほかの子どもが甘い物を食べているとき、小腹が空いたときは、果物、おにぎり、さつまいも、のり、クルミ、牛乳、チーズ、無糖ヨーグルト（青汁の粉、ゴマ、きな粉入り）等をあげていました。いまでも、甘い物はあまり食べておらず、果物を決めた量だけ食べることにしています。

　しっかりご飯を食べるので、甘い物をほしがりませんし、果物も、食べすぎることはありません。幼稚園に入り先生から「何でもしっかりよく食べますね」とほめられました。そんなとき、周りの人から何と言われても、3歳まで甘い物を遠ざけた生活をさせて本当によかったと思いました。

４）おばあちゃんに手紙を書いた （3歳男児の母）

　息子は、近所に住むおばあちゃんの家に父親と二人で遊びに行った日の夕飯を必ずというほど残します。ほとんど食べない日もありました。おばあちゃんの家でのおやつについて聞いてみたところ、ジュース、プリン、クッキー、ゼリーと息子が普段食べる数倍ものおやつを食べていることがわかりました。

　義母には「おやつは多すぎないように」と普段から伝えてはいたものの、うれしそうに食べる孫を前にするとついついたくさん出してしまうようです。「おばあちゃんの家に行くたびに夜ご飯を食べられないのは困るな」と私が言うと、息子が「今度行くときは手紙を書いて」と提案しました。

　それ以来、「いつもたくさん遊んでいただいてありがとうございます。今日のおやつは牛乳とクッキー2枚にしてください」などと私が手紙を書き、息子が作った封筒に入れて持って行きました。おばあちゃんも具体的に量が書いてあったことがよかったようです。おばあちゃんの家に行った日もしっかり夕飯を食べられるようになりました。

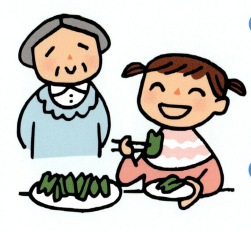

対策2　祖父母を味方につける

甘い物を遠ざけるには祖父母を味方につけるのが一番です。「この子はおばあちゃんやおじいちゃんと外で遊ぶのが一番好きなのですよ」などと言って、その後の食事で野菜などをパクパク食べる姿を見てもらって、おおいに協力してもらいましょう。

対策3　甘い物を遠ざけるには、外に出るのが一番

家にいるとやたらと「お腹が空いた」と子どもは言います。そういうときは、食事の片付けや掃除は後回しにして外に出ましょう！公園や子育て施設、お散歩など外に出て過ごすと「食べる」こと以外に興味が向きます。そしてお腹ぺこぺこになると驚くほどよく食べます。これが食事のよい循環につながるのです。

対策4　買い置きをしない

ジュースが原因で子どもにむし歯ができたお母さんがジュースをあげない決心をしました。家にあるとついあげてしまうので買わないことにしたそうです。お子さんが「ジュース、ジュース」と泣いたときには冷蔵庫を開けてジュースがないのを見せたらあきらめて泣きやんだそうです。

対策5　いただいたお菓子！ストック箱に入れることで上手にコントロール

子どもの目の前でどうぞと差し出されたお菓子。そのまま子どもにあげては食べすぎになるし、子どもはほしがるしで、困った経験はどなたでもあるでしょう。そんなとき、お礼を言ってもらいますが、その場では食べずに持ち帰ります。子どもには「家にあるストック箱へ入れようね。何個たまったかな。このお菓子はいつ食べようか」などと話します。

親子で作ったストック箱やデコレーションしたストック袋に一時保管。その後おやつの時間に食べたり、祖父母に分けたりして上手に扱っていますよ」と情報提供してくれたのは、子育てサークルはーみーのお母さんたち（65 ページ参照）です。

子どもは、もらったお菓子をいつどんなときに食べようかと考えながらストックすることが楽しいようで急いで食べようとは思わないようです。

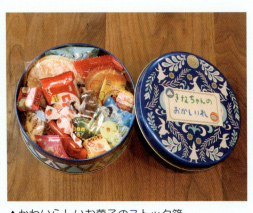

▲かわいらしいお菓子のストック箱

Recipe6 おやつの役割・甘い物とのつき合い方

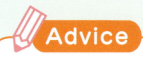

保育園でおやつに甘い物がでる場合は？

あるお母さんは、延長保育で毎日のように出されるあめが気になって仕方がありませんでした。思いきって担任の先生に申し出たところ、「あめがそれほどむし歯になりやすいとは知らなかった」と、理解を示してくださいました。そればかりでなく、園の歯科医の先生にお願いして、「いい歯をつくろう！」というお話会を開いてくださいました。

クラスの懇談会などで話題にするのもよいでしょう。きっとあなたと同じ思いの方がいるはずです。なお、園側がおやつを変えてくれても、親が帰宅途中にお菓子を食べさせたりしていては何にもならないことを付け加えておきます。

園側にこちらの申し出を受け入れてもらえないときや、話を切り出すチャンスがない場合、家庭でのいままでの方針を変えずにいれば、それで甘い物好きになったり、簡単にむし歯になることはありません。

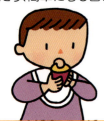

＜親と子の体験談3＞
ただ、私が甘い物をあげなかっただけ

加藤江梨子（3歳・5歳男児）

二人とも3歳までほぼ甘い物をあげずに過ごしました。5歳と3歳になったいまでも、幼稚園から帰ってきたら、無糖のヨーグルトや、バナナ・りんご等のフルーツ、おにぎりがおやつです。「3歳まで甘い物をあげない育児」は、いろいろな大変なことがあるのかと想像していましたが、振り返ると「ただ、私が甘い物をあげなかっただけ」という感じで特別な苦労はありませんでした。

二人ともに共通して良かった点は甘い物に執着しないことです。そして、上の子は食事をしっかり食べることが、とっても嬉しいです。好き嫌いがあまりない兄に比べ、下の子には偏食があります。「同じように育てても違いがでるものだなあ」と思いますが、これも個性と受け止めて、食べられる食材が増えていくように工夫していきたいと思っています。

≪親と子の体験談4≫

「甘い物は3歳になったらね」と言って聞かせる

福井聡子（5歳男児）

　離乳食が進みいっしょに食卓を囲むようになると、子どもの目の前で大人が甘い物を食べる場面がでてきました。そんなときに「3歳になったときのお楽しみね」とか、「大きくなってから食べようね」などと、言葉もしゃべらない赤ちゃんのときから声をかけました。

　1歳半を過ぎたころから同じ年ごろのお友だちが甘いお菓子を食べる場面に度々出合いました。すると大泣きしながら自分も食べたいと訴えます。それでも、根気よく「3歳になったら食べようね」と言い続けました。するとあるときからお友だちがお菓子を食べていても泣いたり、ぐずったりすることは一切なくなりました。

　外出先などで親が甘い物を食べるときには、息子には食パンなどをおやつとして出し、「大人はこれね。子どもはこっち」と話すようにしました。3歳が近づいたころには「大人のおやつはな〜に？　子どものおやつはな〜に?」と聞くようになりました。「甘い物は3歳になってから」を言い続け、貫き通したことで、あるときから「そういうものなのだ」と納得したようです。

Point

むし歯にしないために気をつけたい5つのポイント

❶ のどがかわいたら水を飲もう！
❷ 菓子パンはお菓子です。食事ではありません
❸ 食パンにたっぷりジャムやチョコクリームなどをつけると菓子パンになります
❹ あめ、ガム、グミはむし歯になりやすいお菓子の代表です。毎日食べるものではありません
❺ おやつは量と時間をきめて、食べたら歯を磨く健康習慣をつける
※子どもだけではなく、大人も実行すれば効果絶大です

Recipe6　おやつの役割・甘い物とのつき合い方

子どもの食事、ここがポイント

食は生活の「いとなみ」の中でつくりあげていきます。子どもの食事でこれだけはおさえておきたいポイントをまとめてみました。
食べたり、食べなかったりに一喜一憂しないで、おおらかにとらえながら子どもの食べる意欲を育てたいものです。

1 食卓を楽しくする

「早くごはんにならないかな」と子どもが待ちどおしそうにしています。炊き立てのご飯にさんまの塩焼き……秋の味覚が待っています。「魚の骨、上手にとれたよ」など、会話がいきかいます。みんなで食卓を囲む、それだけで食事が楽しくなります。お父さんがおいしそうに食べているのを見ると、「そんなにおいしいなら一口食べてみようか」という気分になります。

家族みんなが揃うのはなかなか難しいという家庭では、お父さんと二人だけでも、お母さんと二人だけでもよいからいっしょに食事をしましょう。家族が揃っていてもお母さんは家事をして、お父さんは別の部屋にいて、子どもだけで食べている話を聞きます。「みんなで食卓を囲む」をわが家の食事のルールにしましょう。

2 食材について話題にする

「今日のご飯は秋田でとれたお米ですよ」「おかずは長崎でとれたあじと横浜でとれた小松菜のおひたしです」などと、食材を話題にとりあげるだけでも食卓がにぎわいます。

秋田はおじいちゃんのいるところ、横浜はこの前遊びに行ったところ、という具合に目の前の食卓がいろいろなところとつながっていきます。「横浜の小松菜ってどんな味がするのかな？」興味深々で食べたらおいしかった、というように発展していったらとても嬉しいですね。「お母さんといっしょにお料理したら、喜んで食べるようになった」という話はよく聞きます。食に関するいろいろなお話を盛り込んでいくことも、子どもの味覚を広げることに貢献することでしょう。

3 「お腹が空いた」は最高のタイミング

外遊びを夢中でして、お腹がぺこぺこになったときに食べれば最高においしい食事になります。大人はタイミングよく食事が出せるように準備しておきましょう。

「子どもが食べない」と悩んだときに一番にすることは、「お腹がすいた」と言うまでからだをつかっておおいに遊ばせることです。

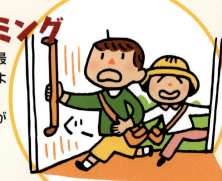

4 「子どもの食べる量にはムラがあるのは当たり前」と考える

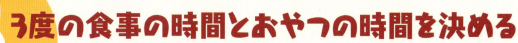

　今日はよく食べたと思ったら、次の日はあまり食べない、朝食は残したけれど昼食はよく食べた、ということはよくあります。それが子どもです。食べすぎたと思ったら、次の食事を少なくして食べる量を巧みにコントロールしているのです。親は食事の内容を考えてつくり、食べる量は子どもに任せてよいのです。

　成長の段階によって、食べる量の増え方は違います。赤ちゃんの体重は生後1年で約3倍になります。そのため、1歳までは食べる量がぐんぐん増え、何でもよく食べます。1歳の誕生日を過ぎるころから、成長のスピードはゆっくりとなり、小学校に入学するころに1歳のときの体重の約2倍になります。食べる量の増え方が少なくなるのは当たり前です。

5 3度の食事の時間とおやつの時間を決める

　家庭での食事の時間を決めましょう。食事のときに食べ残して、しばらくしてから「お腹すいた。なんかほしい」と言うような場合には、「食事の時間に食べようね」とやさしく言って待たせましょう。1回くらい食事量が少なかったとしても、栄養不足になることはありません。子どもはその分を次の食事か、その次でとりかえすからです。親が考えて食事をつくっていて、栄養不足になった子どもはいません。

　食事量が少なかったときも水や麦茶はあげましょう。子どもの水分補給は大事です。ジュースなど甘い飲料は、次の食事に差し支えるので与えないようにしましょう。

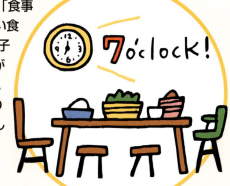

6 子どものからだのことを考えて献立を考えるのは親の大切な仕事

　子どもはいままで食べたもののなかから、「あれ食べたい、これ食べたい」と言うでしょう。子どもの味覚の発達を考えて新しい食材を加えたり、噛む力を育てることを意識して献立を考えます。「食べたくない」という子どもには、「あなたのからだが大きくなるようにって考えてつくったのよ。とってもおいしくできたのよ」と、心をこめて気持ちを伝えましょう。別のメニューを用意することはありません。親が食事の主導権をもつことはとても大事なことです。「今日はみんなでこれを食べましょう」という毅然とした態度で、子どもは我が家の方針がわかるのです。ときには、「今日はみんなの好きなお料理にするからね」と、子どもたちの希望をつのり、いっしょにつくると楽しいイベントになりますね。

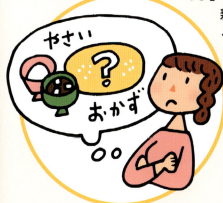

毎日、毎日の食事づくりは育児のなかでも特に大変な仕事です。お母さんも休みをとりましょう。今日は「お母さん疲れちゃったので、買ってきましたよ」と中食の利用もよいでしょう。ときどきの外食はいつもと違うので子どもは大喜びするかもしれませんね。

Recipe 7
歯磨き大好き

　歯や歯肉の健康を保つには歯垢を落とせる歯磨きをすることが必要です。その歯磨きが毎日の習慣になれば一生の宝になります。子どもの成長に合わせて、タイミングよくかかわれば、習慣として身につきます。

　仕上げ磨きのコツや親子で楽しめる方法などいつからでも取り組める「子どもたちが歯磨きを好きになる」ヒントをまとめました。

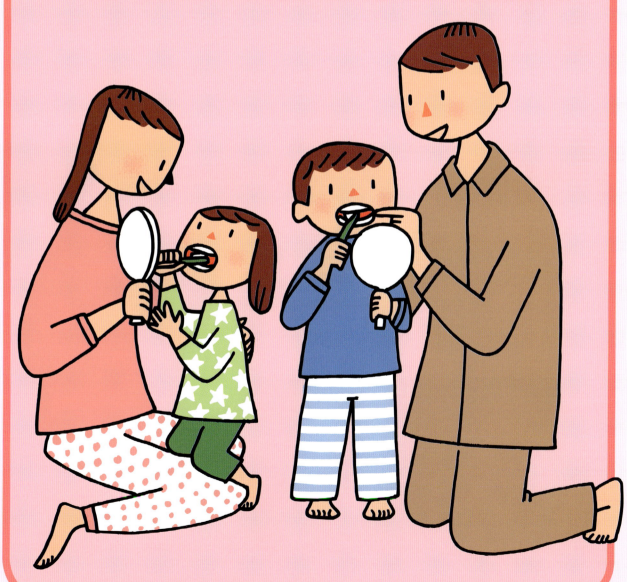

0歳の歯磨き
～赤ちゃんの歯磨き、どうすればいいの？

> **Point**
> ・はじめての歯磨き。まずは歯ブラシの毛に慣れることから！

最初は歯ブラシをくわえるだけでじゅうぶんです

　赤ちゃんは母乳（ミルク）を飲むのに適した口をもって生まれてきます。生まれたばかりの赤ちゃんの口の中は乳首のやわらかさを受け入れ、それ以外のものは自分の身を守るために受け入れない鋭敏な状態になっています。

　それが、生後1～2カ月ごろから自分のこぶしをしゃぶり、指をしゃぶり、やがておもちゃなど何でも口に入れる時期がきます。この過程は、いろいろな感触の物が口に入ってくる離乳食の練習にもなります。自ら口に入れるものや離乳食を通じて赤ちゃんの口の鋭敏さはすこしずつやわらぎ、だんだんといろいろなものを受けいれられるような口になっていくのです[1]。

　6～8カ月ごろになると離乳食が始まります。この時期に歯ブラシを見せると、手にして口にくわえることがあります。自分で口に入れてその感触を確かめ、慣れていくのです。0歳代の歯磨きはそれでじゅうぶんです。

　歯ブラシをしゃぶることも、離乳食のたびに必ずやらなければならないものではありません。赤ちゃんが興味を示したときにやってみてください。できそうなときに、試してみるのが歯磨きのはじめの一歩になります。

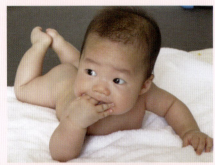
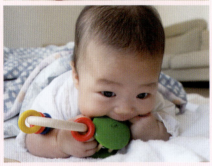
▲指しゃぶりやおもちゃ舐めも食べられる口をつくるための第一歩です

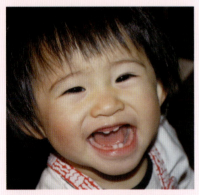
▲はじめに下の前歯（およそ生後6～7カ月）、次に上の前歯（およそ9～10カ月）の順に生えてきます

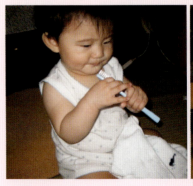
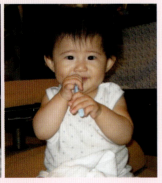
◀離乳食を始める生後6～7カ月ごろに歯ブラシを見せると……これなんだろう？　おっかなびっくりお口に入れてみた。歯ブラシの感触を確かめているのかな？

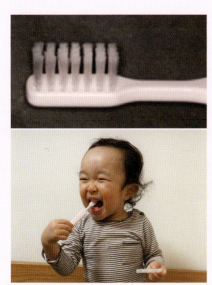
▲ナイロン毛の歯ブラシ。プロスペック チャイルド（ジーシー）

歯ブラシはナイロン毛のものを選ぶ

　この時期はまだ歯を磨くわけではありませんが、歯ブラシはゴム製ではなく毛がナイロンでできた物を選びます。やがて、歯を磨くようになったときに赤ちゃんがナイロン毛の感触に慣れていると歯ブラシを受け入れやすくなります。

　歯磨きの基本は歯ブラシの毛先の弾力を利用した〝毛先磨き〟です（104ページ参照）。将来、効果的に歯垢を落とす磨き方を習得するためにまずは道具に慣れておくことが大切です。

大人は何をすればいいの？

①危なくないように見守る

　歯ブラシを口の中に入れているだけでは、歯や歯ぐきを傷つけることはありません。ただし、転んで口や喉を傷つけてしまう場合があります。そのようなことがないように、子どもが歯ブラシを持っている間は必ず見守ります。

②「お口に入れたね」「じょうずだね」とやさしく声をかける

　子どもが歯ブラシを持ったらやさしく楽しく声かけをしてあげてください。ただ口にくわえているだけでも「歯磨き、じょうずね。気持ちいいね」と、声をかけます。赤ちゃんもほめられるとうれしいのです。そうすることで安心して歯ブラシを口に入れ、歯ブラシに慣れ親しむことができます。

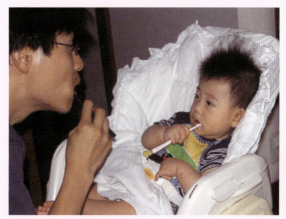
▲「じょうずだね」と声をかけよう

1歳の歯磨き

> **Point**
> ・食べたら磨く習慣づけをする。仕上げ磨きを始めよう！

「食べたら磨こうね」ご飯を食べたら歯を磨く習慣に向けて声をかけます

　1歳になったころ、食事と歯磨きをセットにする習慣をつけはじめます。わざわざ洗面所に行って歯ブラシを持たせるのではなく、離乳食のそばに歯ブラシをあらかじめ置いておくと楽です。食べ終わったら、「ごちそうさまでした。食べたら歯を磨こうね」と声をかけて歯ブラシを渡してみてください。子どもが歯ブラシを口に入れたら「歯磨きじょうずだね」とすぐにほめてください。

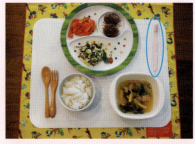
▲離乳食のトレーに歯ブラシを置いている

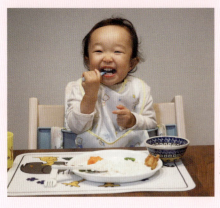
◀食べたら歯ブラシを持たせましょう！ 遊んでしまってもかまいません

お父さん、お母さんの歯磨きを見せましょう

　お父さんやお母さんの歯を磨く様子を見せ、子どもの機嫌がよければ歯ブラシを持たせます。月齢が進んでいくと、大人のまねをして歯を磨くような動きができてきます。「じょうずにシャカシャカできたね。いっしょに磨くと楽しいね」などと声をかけると、子どももうれしそうにします。子どもは大人のまねをすることから歯磨きを覚えていきます。

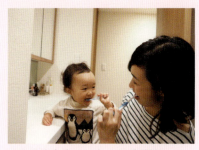
▲お母さんもいっしょに歯磨き

歯磨き事故に注意！！

　子どもが歯磨き中に転んで歯ブラシで口の中を傷つけたり、歯ブラシが喉に刺さったりする事故があります。救急搬送されたり、医

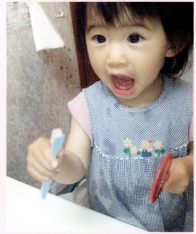
▲「ママのまねよ」歯磨き遊び楽しいな。1歳9カ月。まだ前歯上下4本しか生えていませんが、歯ブラシと鏡を持たせると得意げに洗面所で歯磨き遊びをします。細かいところが磨けているかどうかより習慣化を大切にします

療機関を受診するほどのケースもあり、その大半が1〜3歳という報告があります。

この時期は歯ブラシを持ったまま歩きだし、取りあげようとすると大泣きすることもありますが、「歯を磨くときは、必ず大人が見守る」「手に持ったまま、口にくわえたまま歩かせない」など、子どもの安全を一番に考えてください。

仕上げ磨きをはじめよう！

1歳ごろになると、上下4本ずつ前歯が生えそろいます。そのころに、仕上げ磨きを始めます。最初は歯にそっと歯ブラシを当てて、シャカシャカシャカと数回こすっておしまい。「上手にできたね」と声をかけます。歯を磨くというよりも、磨くまねからスタートします。

楽しい仕上げ磨きなら大好き！

まだまだ口の中の感覚が過敏なこのころの子どもは、口の中をいきなり歯ブラシで触られると、からだが拒否反応を示し、顔を背けたり、手で払いのけたりするような様子をみせることがあります。焦らずにすこしずつ子どもの表情をみながら語りかけ、歌などを歌いながら楽しく進めることが大事です。

子どもは楽しいことが大好きです。上手くいく仕上げ磨きの秘訣は〝楽しく〟です。〝楽しいから磨く〟のです。

①からだ遊びや歌を歌って

磨く前に、からだ遊び、手遊びから入るのも上手なやり方です。子どもはくすぐることや、手遊び歌などを喜びます。磨くときも語りかけ、子どもの大好きな歌を歌いながら楽しい時間を演出します。

仕上げ磨きは嫌がる前に短時間で終わらせ、終わったら「じょうずにできたね。きれいになったよ、ありがとうね」そんな声をかけるとよいでしょう。

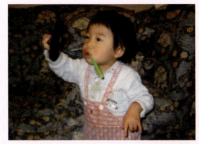
▲歯ブラシを口にくわえたまま歩かせない

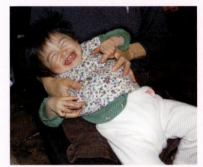
▲口から遠いところからさわりはじめます。くすぐることでリラックスして仕上げ磨きができます

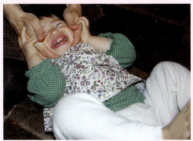
▲ほっぺたのマッサージ。お顔ムニュムニュ……。顔を手のひら全体でさわります

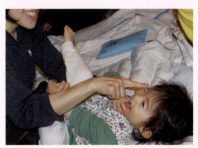
▲手遊びしながら指先で顔をさわり、徐々に口にふれていきます

②語りかけながら

　絵本などに興味をもち、いろいろなお話が好きになるこの時期に歯磨きにもその楽しさを取り入れます。

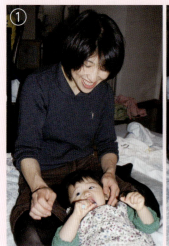
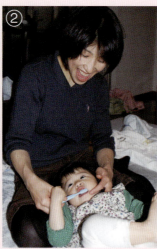
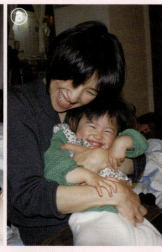
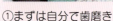

①まずは自分で歯磨き　②お話をしながら、ママが仕上げ磨きをします　③終わった後はぎゅーっと抱きしめます

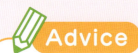

Advice

楽しい仕上げ磨きの工夫

①歯磨き動物園

　歯を一本一本動物にたとえてお話ししながら磨きます。「ここは○○動物園ですよー。さあ、だれから磨こうかな？　キリンさんから磨きますよ。キリンの首はここかな？　そのお隣はゴリラさんですね。ゴリラさんはきれいになったかな？　お次は誰ですか？　あっ、カバさんが見えました。カバさんもきれいきれいしましょうね」

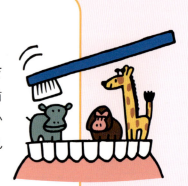

②歯磨き列車出発!!

　「歯磨き列車が歯の上を走ります。シュッシュッシュッシュ。最初は前の歯駅に向かいます！」と列車に見立てた歯ブラシで歯を磨きながら歯の上を移動します。「今度は奥の歯駅に出発です！」と反対側を磨いたり、「特急です」とすこし歯ブラシを早く動かしたりすると子どもは大喜び。最後はブクブク駅に到着して口をゆすいでもいいですね。

　こんなふうにお話をしながら磨くと子どもは喜びます。ぜひ、オリジナルのお話で楽しい歯磨きタイムにしてください。「また、やってね」とリクエストされたらうれしいですね。

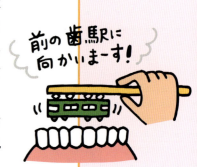

仕上げ磨きのポイント～痛くない仕上げ磨き

子どもは痛みを経験すると仕上げ磨きを嫌いになってしまいます。痛くしないように磨くことが大切です。

①姿勢

寝かせて磨くと、頭が固定されて口の中を見やすいのでやりやすいです。横になるのを嫌がることもあるため、そのときは向き合った状態、椅子に座らせたままなど子どものやりたい姿勢に合わせます。

からだを押さえつけてでも磨くという話を聞くことがありますが、しないほうがよいでしょう。歯磨きを嫌いになるきっかけになってしまいます。

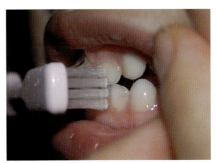
▲仕上げ磨きの姿勢
仕上げ磨きを上手にすると、子どもはリラックスして手足に力が入りません

②磨き方

〝歯ぐき〟を磨くのではなく、〝歯〟を磨くように注意します。歯ブラシの毛先がわずかにしなる程度のやさしい力で磨きます。歯ブラシをコチョコチョと振動させるより、ある程度ストロークを大きめに動かしたほうがきれいになります。

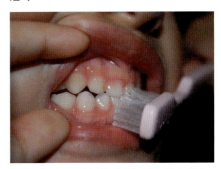
▲歯ブラシがしなる程度のやさしい力で磨く

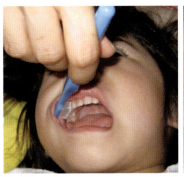 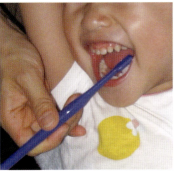
▲奥歯の横（ほお側）の奥歯は歯ブラシの柄でほおを広げて磨きます。歯ブラシの毛や柄の部分が歯ぐきに強く当たると痛みを感じます。歯垢は歯ぐきにはつきませんので、歯だけを狙ってやさしく磨きます。歯ぐきを磨くこと、歯ぐきのマッサージは必要ありません。

▲歯ブラシの毛が歯ぐきに当たると痛みを感じます

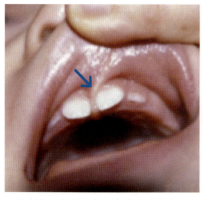
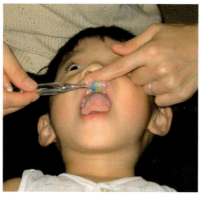

▲子どもの上唇の裏には 上唇小帯というヒダ（矢印）があります。ここに歯ブラシの毛や柄の先が当たると痛みを感じます。小帯を保護するように指でカバーして磨きます。小学生ぐらいになると大きさや位置も変化し目立たなくなることが多いようです

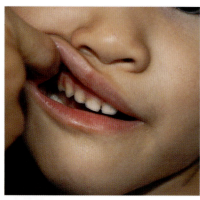
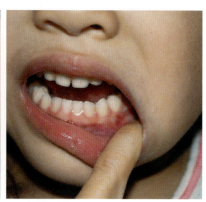

▲口の角にも注意して磨く必要があります。子どもの口角は伸びにくく引っぱると痛みを感じます。上の写真のように口角の上か下の部分を引っぱると痛くありません。奥を広げたいときには指先だけを使うのではなく、指全体を使い、ほおの奥を広げます

＜親と子の体験談1＞
「仕上げ磨きは大切なコミュニケーションの時間」 福田よしみ（3歳・5歳男児、8歳女児）

　仕事で日中は親子が離れているため、夜の仕上げ磨きはスキンシップの時間でもあります。上の子が膝にゴロンとして磨いてもらっている姿を見て、下の子たちも「自分も磨いてもらいたい」と思ったようで、最初から嫌がらず仕上げ磨きをさせてくれるようになりました。そのお陰で、3人ともむし歯にならずにすんでいます。親子の大事な時間でもあるので、いまのような仕上げ磨きをできるだけ長く続けていきたいと思っています。

　自分も子どものときに母の膝の上で仕上げ磨きをしてもらった記憶がはっきりと残っています。私の母はフルタイムの仕事をしながらも歯の健康について一生懸命取り組んでくれました。母にしてもらったことを自分も子どもたちに伝え、子どもたちにも引き継いでほしいと思っています。

2歳の歯磨き

> **Point**
> ・大人のまねをして、歯ブラシを動かす
> ・ブクブクうがいの練習開始

2歳でどれくらい磨けるの？

"食べたら磨く"を習慣化させ、歯磨きを楽しいものにします。この年齢ではまだ子ども自身で上手に歯磨きはできません。この時期は歯ブラシを口に入れてシャカシャカと歯磨きのまねごとをすることで十分です。両手で歯ブラシを持ったり、歯ブラシを噛んでしまったりなどのぎこちない動きでも、歯を磨くことをほめると得意になって歯ブラシを手にします。さらに、大人のまねをすることで段々と上手になっていきます。

子どもはお父さん、お母さんや兄弟のまねをするのが大好きです。いっしょに磨いたり、歯磨きをしている姿を見せたりしてみましょう。上手にまねができて、いままでできなかった磨き方ができたときは「お母さん、お父さんと同じだね」と声かけをします。その繰り返しのなかで、段々と歯磨きらしい動きになっていきます。

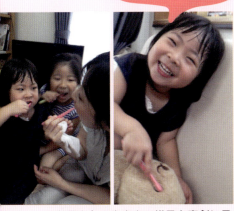

まねっこ大好き

▲お母さんの歯磨きの様子を真剣に見ながらまねをします。「上手になったね」と声をかけてください

ブクブクうがいも練習しよう！

口の中にお水を入れて、唇をギュッと閉じて頬を動かすブクブクうがい。このころの子どもにとっては難しい技です。まずは"空気でブクブク""すこし水を含んでブクブク"と段階を踏んで練習をすることで、すこしずつ上手になります。最初は水を口にためられず飲んでしまったり出してしまったり、飛ばしてしまったり、まわりがびしょびしょになることもあるでしょう。子どもにとってはブクブクうがいも遊び、それでいいのです。お風呂で練習するのもよいですね。

歯磨きや仕上げ磨きの最中に寝てしまいブクブクうがいができないとき、その唾液を飲み込んでも問題はありません。

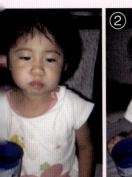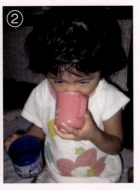

①水をすこし口に含んでブクブク
②吐き出し用のコップに出します

仕上げ磨き、ちゃんとできる？

このころの歯磨きで歯垢を落とすのは、お父さんやお母さんの仕上げ磨きです。しかし、この時期の子どもはごきげん次第で磨ける日もあれば、磨けない日もあります。

また、口の中の感覚の鋭敏さは徐々にやわらいではいますが、大人と同じくらいの感覚になるのは3歳ごろです。親としては「奥歯まで生えそろったので、きちんと磨かなければ」という意識が高まりますが、いま一度〝痛くなくやさしく磨く〟ことに気を配る必要があります。

嫌がるときもありますが、それは順調な育ちです

1歳から2歳すぎは自我がすこしずつめばえてくるころで、自分でやってみたい時期なのです。階段を登れないのに、自分で登ると言ったり、こぼすのにスプーンを使って自分で食べようとしたり、それを手伝うと嫌がったりします。同じように歯ブラシも自分でやりたいので仕上げ磨きを嫌がるのです。どんなに上手に磨いても、どんなに楽しい演出をしても嫌がるときがあってあたり前です。

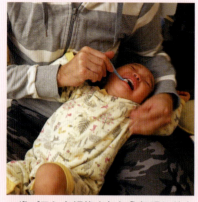

▲歯ブラシを拒絶されたら無理に仕上げ磨きはしません
「明日はできるかな？　明日はママと仕上げ磨きをやってみようね」と次につながる約束をするのもよい方法です

≪親と子の体験談2≫
「お母さん！ぼくが磨いてあげるね！」
今村幸恵（しゅんすけ2歳）

歯磨きにすこし慣れてきたころ、息子が私の歯を磨きたがりました。お願いすると、優しく磨いてくれます。「しゅんちゃんは歯磨きがとっても上手だね」「歯磨き先生みたい。とっても気持ちいいよ！」「ありがとう。とってもピカピカになったよ！」と、お礼を言いました。

子どもはお母さんの歯を磨いてあげるのが大好きです。「今日はお母さんの歯も磨いてくれないかなー？」と、私のほうからお願いしたり、子どものほうから「お母さん！ぼくが磨いてあげるね！」と、言ってくれたりします。歯磨きが親子のコミュニケーションの一つになり、自然と生活の一部になりました。お気に入りのぬいぐるみやお人形の歯を磨くこともあります。

3歳の歯磨き

> **Point**
> ・簡単なところは自分で磨ける
> ・音で興味をもたせる
> ・目指せ、うがい名人！！
> ・仕上げ磨きがしっかりできるようになる

歯磨きが上手になってきます

　3歳の子どもに「歯を磨いてごらん」と声をかけると、前歯と下の奥歯の噛む面を磨きます。その部分なら、シャカシャカっと簡単に磨くことができます。3歳児に共通する磨きやすい部分なのです。

　大人のまねをして磨くことは2歳のときよりもさらに上手になります。「ここ磨いてごらん」と大人が自分の歯を磨いている姿を見せましょう。同じ場所を磨けたときは、「上手にできたね」とほめると、自分で磨けるポイントが増えていきます。

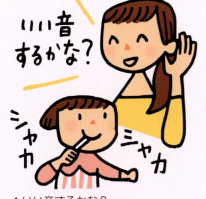
▲いい音するかな？

こんなときは盛大にほめよう!

①「いい音聞かせて」

　歯ブラシの毛先を効果的に使うと歯垢が簡単に落ちます。そのときは「シャカシャカシャカ」と軽やかでやさしい音がします。よい音は歯垢を落とせている証拠です。「いい音するかな？」と声をかけると子どもははりきって手を動かします。

②大人のまねを上手にできたとき

　自己流に自分の磨きやすいところを磨いているときに、「まねしてごらん」と手本を見せます。上手にまねができたときには、「すごいね。お母さんと同じ磨き方ができたね」とおおいにほめます。

　いままでできなかった磨き方ができたときに盛大にほめると、歯磨きが上手になると同時に「歯を磨きたい！！」と意欲も増すようです。

▲子どもが自分で磨けたらほめて抱きしめよう

ブクブク名人になろう！

　歯を磨いた後の「ブクブクうがい」も3歳になると大きな音でぶくぶくしたり、閉じた口から水をこぼさず上手にできるようになります。ブクブクうがいは、歯磨きで落とした汚れを吐きだす以外のすばらしい効果があります。口の機能の発育のための運動になるのです。唇をギュッと閉じてほおを動かすことで、おもに唇とほおの筋肉を鍛えることができます。また、「ガラガラうがい」はおもに舌や喉の筋肉を鍛えることができます。口のまわりの筋肉（口唇、頬筋、舌、喉）の発育は、食べものをかみ砕いて飲みこむこと（咀嚼・嚥下）や発音、呼吸におおいにかかわります。ぜひ歯磨きのときに遊び感覚でやってみてください。3歳が終わるころには10秒間の長いうがいができるくらいの「うがい名人」になれるといいですね。

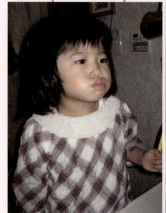
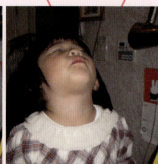
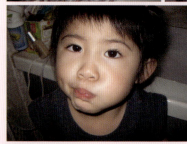

▲3歳4カ月。「ブクブクっと、いい音するかな？」「ガラガラってできるかな？」親子で5秒、10秒とどちらが長くできるか競争しても楽しいですね

▲3歳7カ月。片方のほっぺだけでブクブク

しっかりと仕上げ磨きができるようになる

　眠いときなどその日の機嫌によって嫌がるときがあっても、だいたい3歳ごろになると仕上げ磨きがしっかりとできるようになります。子どもの歯は大人の歯に比べて丸みが少なく平坦なので、毛先を当てて軽く動かせば比較的簡単に歯垢が落とせます。歯の面にきちんと毛先を届かせることがコツです。

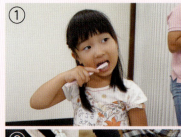
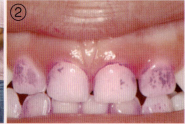
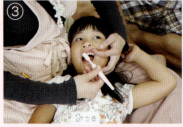
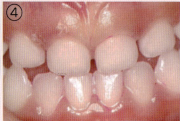

①まずは自分で歯磨き
②染め出してみると……まだまだ歯垢が残っていました

③ママの仕上げ磨き
④すっかりきれいになりました！

4歳の歯磨き

> **Point**
> ・前歯や咬む面はだんだんと上手に磨けるようになる
> ・下の歯の内側は十分に磨けない

一生懸命に磨いたけれど……

4歳ごろになると、手の動きのぎこちなさが取れ、歯磨きはさらに上手になります。子どもが磨けるところを増やしながら、大人が仕上げ磨きでフォローする時期です。4歳の子どもが一生懸命に歯磨きをした後、歯垢染色液で前歯の磨き残しを確認すると〝下の前歯はきれい。上の前歯の真ん中2本もきれい。その左右は赤く染まる″そんなパターンがとても多くみられます。しかし、その子たちも赤く染まった磨き残しを鏡でみると上手に磨くことができます。だんだんと「この歯も磨かなきゃ」という意識をもつことが必要なのです。

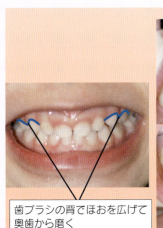
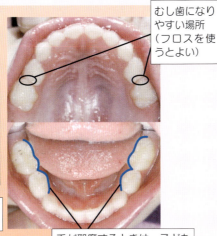

むし歯になりやすい場所（フロスを使うとよい）

歯ブラシの背でほおを広げて奥歯から磨く

舌が邪魔するときは、子どもが息を吐いたときに歯ブラシを動かす

▲親がフォローするポイント

鏡の前で磨こう！

「この歯も磨かなきゃ」と思うためには、自分の歯を鏡で見ることが大切です。手鏡を使うと、より詳しく口の中を見ることができますが、片手に手鏡、片手に歯ブラシで磨くのは難しいこともあります。まずは、洗面所などの鏡の前で「この歯を磨いてごらん」と糸切り歯（犬歯）あたりを指さすと、唇を〝イー″っと広げます。そうして歯がよく見えるほど唇を広げられるようになると、歯ブラシも動きやすくなり前歯全体がじょうずに磨けるようになります。

手首を返して磨けた

通常きき手と反対側の歯は歯ブラシが届きやすいのですが、きき手側の歯は手首を返さないとうまく磨くことができません。きき手

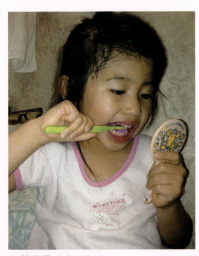

▲鏡を見て磨こう！

側の歯を、手首を返して磨くことは難しいことです。しかし、子どもの歯磨きへの意識が高まると自然と手首を返して磨くできるようになります。また、大人のまねをしてさっと手首を返して磨く子どももいます。何気ないことですが、これも素敵な成長です。「すごいね。大人みたいに格好いい磨き方ができるね」などと声をかけると子どもは大喜び。翌日からは「あの大人みたいな磨き方をしてごらん」が親子の合言葉になります。

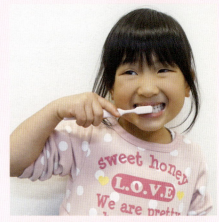

▲「手をくるんとしてね」と声をかけて、きき手側のほおを大人が触り誘導します

子どもの担当？　仕上げ磨きの担当？

4歳くらいの子どもに「ここ磨いてごらん」と言うと、さっと磨ける場所、すこし練習すると磨ける場所、練習してもなかなか磨けない場所があります。なかなか磨けない場所は、お父さん、お母さんの仕上げ磨きの担当です。無理に練習させるよりも「まだ難しい場所」と思ったほうが、子どもが歯磨きを好きでいられるようです。年齢が進むにつれて、練習すると難しかった場所もさっと磨けるようになります。

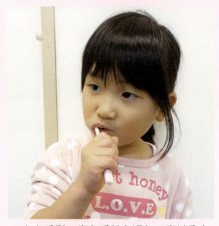

▲きき手側の歯を手首を返して磨けるようになりました

歯垢染色液はとっても便利

仕上げ磨きをしながら、磨き残しを観察します。歯につく歯垢は歯と同じ乳白色をしていますが、よく観察すると歯面がざらついていることで磨き残しがわかることもあります。歯垢を赤く染め出す専用の液（歯垢染色液）を使うと磨き残しがとてもよくわかり、子どもに磨けていないところを教えてあげたり、お父さんやお母さんが磨き残しを把握したりすることができます。赤く染まったところを自分できれいにできると子どもは大喜びし、歯垢を落とす意識が芽生えます。

ただ、赤い液を塗ること自体が嫌だったり、怖がったりする子どももいます。4、5歳のときに歯垢染色液を塗るのが嫌で泣いていた子が6歳になったら自分からやりたいと言うことも多々あります。お父さん、お母さんなどの身近な大人が染め出しをして歯を磨く練習をするところを見せてください。また、保育園、幼稚園などでみんなでやってみると楽しくできるでしょう。

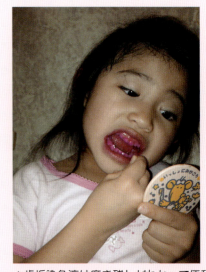

▲歯垢染色液は磨き残しがわかって便利

5歳の歯磨き

> **Point**
> ・大人の歯、出てくるかな？
> ・内側だって磨けるよ

　大人の歯への生え代わりやその準備が始まります。子どもにとってからだで起こる大きなできごとです。「新しく生えてくる大人の歯をむし歯にしないようにしましょう。それにはどうしたらよいかな」と真剣に話し合いましょう。また、手鏡を見ることが上手になり、だんだんと手鏡を見ながら磨くことができるようになります。

手鏡を手にして……

　手鏡を見ながら歯磨きをすると、より的確に歯ブラシを歯に当てることができて磨き残しが少なくなります。「ここの歯、見える？ここに歯ブラシを当ててごらん」と声をかけると、いままでは磨けなかったところに歯ブラシが届きます。ゲーム感覚で「ここ、見える？」「ここまで、歯ブラシ届く？」と声をかけると、楽しみながら自分で磨ける場所が増えていきます。

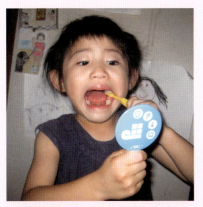
▲手鏡を手にして上の奥歯を磨く

下の奥歯の内側は一番難しい

　下の奥歯の内側は、舌があるために磨くのが難しいです。また、「ここを磨かなければ」という意識をもっていない子どももたくさんいます。歯科健診でも磨き残しが多く、歯ぐきに炎症を起こしている場合もあります。

　子どもに手鏡で口の中を見せながら歯ブラシで舌をよけるようにして内側の面を見せます。「ここも磨くんだよ」と言うと、それだけで上手に磨けることがあります。お父さんやお母さんがお手本を見せてあげるとよいですね。

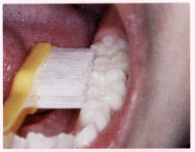
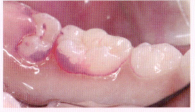
▲下の奥歯の内側は難しい！

5歳のころの仕上げ磨き

　自分ではほとんど歯磨きをしないで「仕上げ磨きして」と言われると、やってあげたほうがいいのか、自分でさせたほうがいいのか迷うところです。疲れている日、眠い日、甘えたい日、子どもにもいろいろな事情があるようです。子どもの事情に合わせながら、仕上げ磨きの割合を調整すると歯磨きが楽しい時間でいられます。

　仕上げ磨きのときに子どもに手鏡を持たせて自分の口の中を見せると、お父さんやお母さんの上手な歯磨きを伝授することができます。「ここは上手に磨けていなかったから明日は自分でやってごらん」「こうやって磨くと、上手に磨けるよ」と、仕上げ磨きも歯磨き上達に活かします。

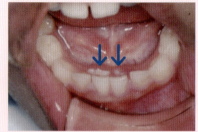
▲子どもの歯の裏側から大人の歯が生えてきた

もうすぐ大人の歯!! 〜大人の歯を待ちわびる

　子どもの歯から、大人の歯への生え代わりは個人差がありますがだいたい6歳くらいで始まるとされています。歯の生え代わりを前もって予告すると、子どもはそれだけでワクワクします。

　待ちわびた状態で、子どもの歯がグラグラし、抜けて、大人の歯が生えてくると「大人の歯を自分で大切にしよう」と思うようです。その気持ちが、生えてきた歯をていねいに磨くことにつながります。歯は、背が伸びる、体重が増えるという成長と違って「生え代わる」という独特な成長の仕方をします。それは子ども自身が自分の成長をより身近に感じ取れるものです。

　生え代わりの際、最初に抜ける下の前歯は、赤ちゃんのとき多くの子が最初に生えた歯です。子どもとそのころの話をしたり、写真を見たりしながら「この歯がもうすぐ抜けて、大人の歯になるんだよ」、そんなふうに話したら、親子で成長を喜び合える時間になるでしょうね。

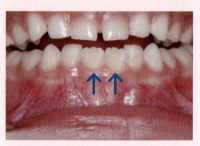
▲新しく生えそろった下の前歯

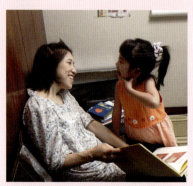
▲大人の歯を心待ちにしています

6歳臼歯ってどんな歯？

　6歳臼歯は、前から数えて6番目の奥歯で、6歳ごろに生えてくることが多いためこの名前で呼ばれています。子どもの歯が抜けた後に生えるのではなく、子どもの歯の奥歯のさらに後ろから歯肉を破って生えてきます。正式には「第一大臼歯」という名前で、大人の歯の中でも一番大きい歯です。

　生える前は歯ぐきが硬く盛り上がってきます。そして歯の一部がちょっと顔を出し、徐々に全体が姿を現します。これは子どもにとって劇的なからだの変化です。子どもの歯が抜けずに生えるので、「気がついたら生えていた」なんてこともあります。前もって子どもに予告しておくと毎日のように手鏡をのぞきこみ、「まだかな？」と楽しみにします。

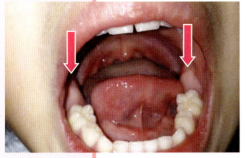
▲5歳。だんだん子どもの歯の奥が硬く盛り上がってきた

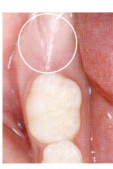
▲6歳。子どもの歯の奥から生えてくるよ！

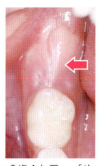
▲6歳4カ月。「やった！」ぽちっと生えてきた

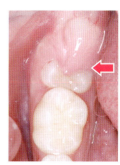
▲6歳7カ月。半分顔を出した

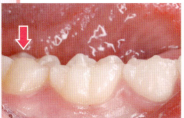
▶6歳10カ月。全部生えて歯の高さも揃った

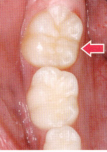

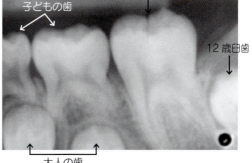

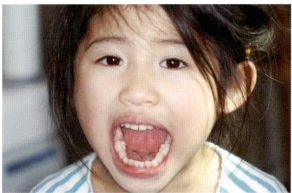
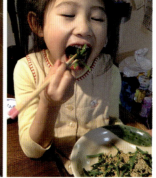
▲「6歳臼歯、こんなに生えたよ！」。大人の歯が次々生えてくるので、うれしくて仕方がありません。〝大人の歯〟という言葉も気に入っているようです。「大人のようにもりもり食べるぞ！」と何でも食べています

6歳の歯磨き

> **Point**
> ・自分で上手に磨けるよ
> ・6歳臼歯を自分で守ろう！

　手首を返すことや手鏡を見るのが上手になり、だんだんと口の中全体を自分できれいに磨けるようになっていきます。また、前歯が大人の歯に生え代わったり、6歳臼歯が生えてきたりという変化も現れ、歯磨きは新たな工夫が必要になる時期でもあります。

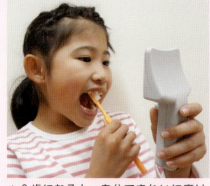
▲6歳になると、自分できれいに磨けるようになります

歯磨きは手鏡とセットで

　磨き残しをそのままにしておくとむし歯や歯肉炎を起こします。歯の形や歯並びによって磨き残しやすい場所は変わります。磨き残しやすい場所でも手鏡を見ながら磨くと歯ブラシを上手く届かせることができます。1日に1回は手鏡を見ながら歯磨きをすることをおすすめします。

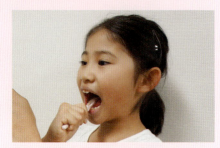
▲下の歯の裏側

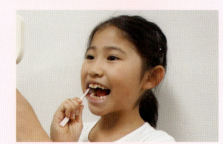
▲下の歯のほお側

お父さん、お母さんもお手伝い

　お父さんやお母さんは、子どもが歯を磨くときに歯ブラシの毛先が磨きたいところに届いているか、毛先が歯の面に向いているかを見てあげてください。毛先を歯面に上手に当てられているときはたくさんほめて、向きが違うときはアドバイスをします。歯垢染色液を使うと磨き方が合っているかを親子で確認することができます。

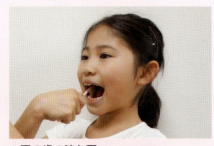
▲下の歯の咬む面

仕上げ磨きはするの？

　6歳くらいになると手の動きもよくなり、大人のまねをしながらかなり上手に磨けるようになりますが、まだ難しい部分もあるので小学校に入るころまでは1日1回は仕上げ磨きをするとよいでしょう。前歯の生え代わりや6歳臼歯が生えることで新たな歯磨きの難

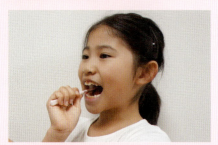
▲上の歯の咬む面

しさが出てくるこの時期はその部分のフォローが中心になります。小学生になっても、お子さんに「仕上げ磨きをして」と頼まれたときなど、ときどきチェックを兼ねて仕上げ磨きをしながら歯の磨き方をみてあげてください。

6歳臼歯を狙って磨こう！

　6歳臼歯は子どもの歯の奥歯のさらに奥から生えるうえに、生える途中は歯の位置が低いために磨くのがとても難しいです。それでも「6歳臼歯を磨きたい！」という気持ちがあると子どもはいろいろな工夫をします。そして、6歳臼歯に歯ブラシを届かせる方法を発見します。自分で発見した磨き方は忘れることなく続けることができます。

　保育園の年長組で6歳臼歯の磨き方をみんなで考えたとき、発見した磨き方に最後に名前をつけました。「つっこみ磨き」「ななめ磨き」。なかには自分の名前をつけて「〇〇のスペシャル磨き」と名づけた子もいて、クラスみんなで楽しい時間になりました。

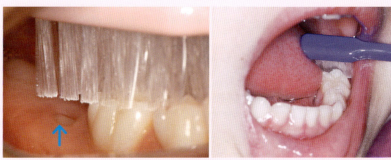

▲生え立ての6歳臼歯は背が低くて歯ブラシが届きません。横からの突っ込み磨きをします

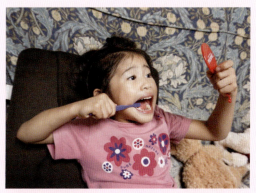

▲上の6歳臼歯も同じように狙って磨きます。肘を上げるのがポイントです

自分で上手に磨けるよ！

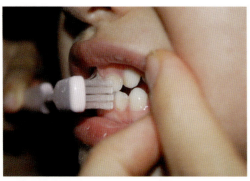

▲子どもの歯は大人の歯に比べ丸みが少なく平坦なので、しっかり当てさえすれば比較的楽に歯垢は落とせます

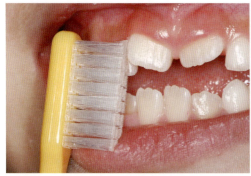
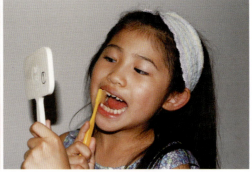

▲生えてきた大人の歯の側面を毛先磨きで磨いています。子どもの歯と違って注意深く歯の形を意識する必要があります。特に生えている途中の時期は工夫が必要です。鏡の見方も大切です。手鏡を使って、しっかり当たっていることを確認しながら磨いています

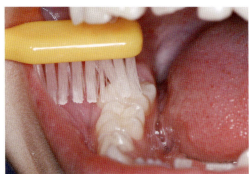
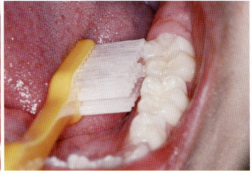

▲毛先磨きで下の6歳臼歯を磨いているところ。咬む面も歯の脇も原則は同じです

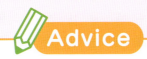

歯磨きは、何歳からでも上達できます！

　歯磨きの上達のためには、手の動きの巧みさが必要になります。手や腕の動きがぎこちないと、奥歯を磨こうとして毛先が歯から離れたり、歯から滑り落ちるようにほお側や舌側に外れてしまうことがあります。お父さん・お母さんが子どもの磨き方を観察して「ここを磨くんだよ」と教えてください。上の歯を磨くためには、手首を返して歯ブラシを使う必要がありますが、これが意外に難しいのです。

　手や腕の動きを上手に行うためには、からだ全体の運動能力の発達が必要です。これらは、遊びの中から時間をかけて身につけていきます。歯磨きだけが先に上手になることはありません。しっかり遊び上手になることも歯磨き上達の秘訣です。

　何歳から歯磨きをスタートしても、歯磨き上達のための大まかな順番があります。まずは下の歯を前後に磨くこと、前歯を横に磨くこと、手首を返して上顎の歯を磨くこと、この順番です。手の動きが上手になるにつれ、磨ける範囲が増えていきます。スタートの時期が遅くても、基本的には、ここに紹介した順に磨けるようになります。ですから何歳からでも歯磨きは上達できるのです。

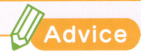

子どもの歯ブラシ——どんな歯ブラシがいいの？

　毛先が平らで、柄（持ち手部分）がまっすぐなストレートタイプが適しています。毛先磨きは歯面に直角に毛先を当て歯垢を狙って落とす方法のため、シンプルなものが一番なのです。また、毛の弾力を使って歯垢を落とすため、毛の質はナイロン毛、毛先は先細りの極細毛でないものが適しています。ヘッドの大きさは小さすぎずある程度の大きさがあったほうが、子どもが歯の上に乗せたときに安定します。0歳の時にナイロン毛に慣れさせるために持たせたもの（85ページ参照）と同じ形ということになります。

　歯ブラシは使っているうちにナイロン毛が劣化し、毛の弾力が落ちて歯垢が落ちにくくなります。毛先が開いてきたら早めに新しい歯ブラシと交換しましょう。通常のブラッシングで毛先が開いてしまうこと以外にも、子どもが歯ブラシを噛んでしまう場合はすぐに毛先が開いてしまいます。小学校入学前までは歯ブラシを噛んでしまう子どもが多いのです。しかし、子どもは成長とともに噛まなくなるものですので、「これは歯を磨く道具だよ、ゴシゴシしようね」などと言い聞かせ気長にかかわりましょう。

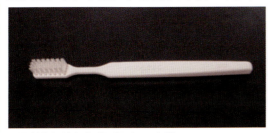

▲子どもに適した歯ブラシの1例

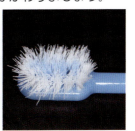

▲毛の開いた歯ブラシ。こうなると歯垢を落とす効率が著しく低下します。早めに交換しましょう

毛先磨きのポイント

　毛先磨きの基本は、①歯面に対して歯ブラシの毛先を直角に当てる、②適切な力で磨く、③歯2、3本分の長さで歯ブラシを動かす、の3つです。

　適切な力とは、毛先がわずかにしなる程度です。力が強すぎると毛先が開いてしまい、歯面と歯ブラシの直角の関係が崩れてしまいます。また、毛先磨きは歯ブラシの毛の弾力を利用して汚れをかきとるので、一箇所で振動させていたのでは効率よくきれいにすることはできません。つまり歯2、3本分の長さで動かすことが必要なのです。

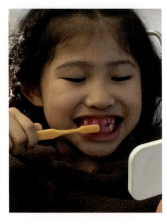

◀まず全体が磨けるように横に磨きます

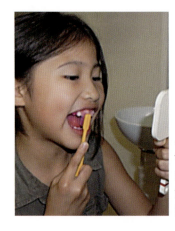

◀毛先磨きで汚れを落とすために、鏡で赤く染まったところをよく見て歯ブラシを縦にして磨きました

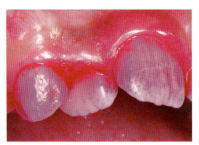

▲歯磨き前の口の中

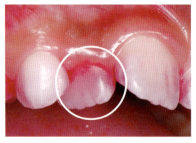

▲横磨き後。真ん中の前歯と糸切り歯の汚れはほぼ落とすことができましたが、ひっこんでいる歯（〇印）には歯ぐきとの境目に磨き残しがあります。ここは横磨きでは落とせなかったところです。毛先磨きで狙って磨く必要があります

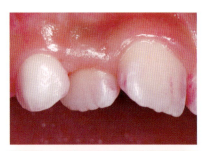

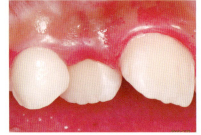

▲ひっこんでいる歯も簡単にきれいにすることができました

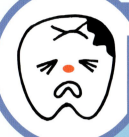

Recipe 8
むし歯ができてしまったら……

むし歯ができてしまったら、生活習慣を見直すきっかけにしましょう。それができれば無駄な経験にはなりません。むし歯ができたことを悔やむより、繰り返さないことを考えてみませんか？
生活習慣を見直すことは、健康な人生を歩む大事な土台になるのです。

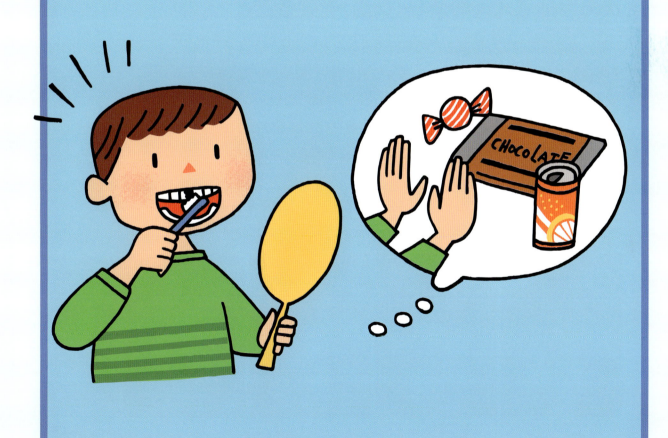

子どもの歯（乳歯）にむし歯ができたら……？

　初期のむし歯で白濁（白く濁った状態）程度であれば、元に戻すことも可能です。進行を遅らせたり、止めることができます。子どもの歯（乳歯）であれば、大人の歯（永久歯）に生え替わるまで、そのまま使うこともできます。また、子ども自身が治療を決心するまで、甘い物の食べすぎを改善することや歯ブラシを上手に使うことでむし歯の進行を遅らせることもできるのです。

　むし歯ができてしまったら、まずは進行を遅くすることを目標にして生活の改善を考えるとよいでしょう。子どもの歯のむし歯であれば、その改善が将来生えてくる大人の歯をむし歯にしない大事なきっかけになります（下写真）。

　むし歯のできはじめを改善するのは唾液の力です。甘い物の限度量を守ることと、歯磨きを上手にすることで唾液の働きを最大限に活かすことができます。よい唾液を作るためにも、バランスのよい食事をとり、しっかり噛むことが大事です。

次の目標は大人の歯（永久歯）を守ること

　むし歯は直接的には砂糖などの糖質の摂取により歯垢がたまり、そのなかで酸がつくられることで徐々に歯が溶けていく病気です（9ページ参照）。しかし、むし歯になるまでには唾液の状態や生活習慣などいくつもの要因があります。〝むし歯ゼロ〟が理想ですが、簡単な詰め物ですむ程度のむし歯であれば、生活習慣を見直す機会を得たと考えてもよいでしょう。

　子どもの歯のむし歯であれば、次の目標である大人の歯を守るきっかけづくりと考えてください。また、大人の歯のむし歯であれ

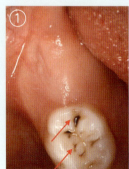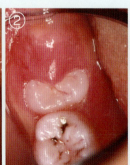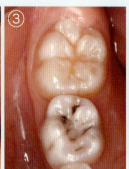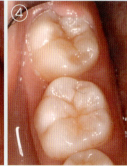

▲子どもの歯がむし歯になった後、きれいな大人の歯に生え替わった例

①6歳。子どもの歯の咬む面に黒いむし歯を発見（→）　②5カ月後、6歳臼歯（99ページ参照）が半分でてきた。歯磨きも上手になり、染め出しをしても歯垢は染まらない　③9歳。むし歯の進行はストップしている　④16歳になり、大人の歯は健康に維持している

ばこれ以上むし歯をつくらないために、問題を発見し、解決策を考える機会にしましょう。まさに一病息災です。

むし歯の治療について

むし歯が進み、褐色や黒く変化し穴があいてくると治療が必要になります。その見立ては歯科医師の診断が必要です。大まかなむし歯への対処を紹介します。

❶ 白濁

白濁（歯が白く濁った状態）程度の初期むし歯であれば元に戻すことも、永久歯に生え替わるまでそのまま使うことも可能です（22ページ参照）。

❷ 前歯のむし歯で穴があいている場合

前歯は歯ブラシが届きやすいので、むし歯の穴が浅ければ進行を遅らせたりストップさせたりすることができます。大人の歯への生え替わり時期は6～8歳くらいなので、治療せずにもたせられる場合もあります（上段写真「初期のむし歯の進行が止まった例」参照）。

❸ 奥歯の溝が黒くなっている場合

奥歯のむし歯で溝が黒くなっている程度であれば治療しないで生え替わりまでもたせることもできます（下段左写真「咬む面の溝が褐色に着色している例」参照）。

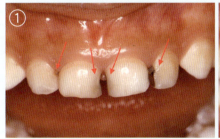 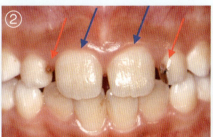 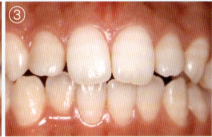

▲初期のむし歯の進行が止まった例
①6歳。歯と歯の間にむし歯ができてしまいました（→）　②2年5カ月後。真ん中の前歯（→）は大人の歯に生え替わりました。両脇の子どもの歯のむし歯（→）の進行はほぼ抑えられています　③16歳になり、大人の歯は健康に維持されています

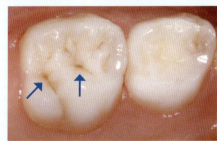 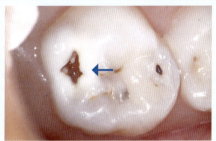

▲咬む面の溝が褐色に着色（→）している例
穴は深くないので削ったりせずに進行をコントロールすることができます

▲治療が必要な奥歯のむし歯の例
むし歯の穴（→）は小さいが奥で広がっています。早めの治療が必要な状態です

Recipe8　むし歯ができてしまったら……

❹ 奥歯のむし歯で穴があいている場合

　子どもの歯の奥歯は１０歳前後まで使います。穴があいている場合にはできるだけ早く治療をするとよいでしょう。歯と歯の間のむし歯は穴が小さくても食べ物が挟まることによって痛みがでやすいので注意が必要です。むし歯で溶けた部分を充塡材と呼ばれる材料で詰める方法が一般的です。痛みがあると歯髄（"歯の神経"と一般的に呼ばれる部分）が炎症を起こしている可能性があるので、まずは歯髄を残せるかの診断が必要になります。ここまで進行すると大人の歯と同じように回数や時間がかかります（P.107下段右写真「治療が必要な奥歯のむし歯の例」参照）。治療の必要性は歯科医の見極めが必要なので、早めに診察を受けてください。

むし歯の進行を抑える薬

　「サホライド」（フッ化ジアンミン銀）というむし歯の進行を抑える、歯に塗る薬があります。むし歯の進行を遅らせることで治療までの時間かせぎができたり、治療をせずに経過観察できたりします。ただし、この薬を塗るとむし歯の部分が黒くなります。その他、フッ素や洗口剤、歯磨き剤も勧められることもありますが、むし歯予防の最上流は食生活の改善と考えています。[1] 長い人生、歯に苦労しないように治療とともに生活習慣を改善することが必要です。

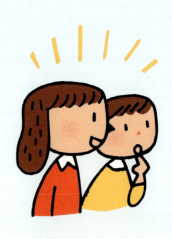

＜親と子の体験談１＞

「むし歯ができてもあきらめないで！」

関　律子（歯科衛生士、りゅうと８歳）

こっそりあめを食べていた息子

　好き嫌いなく何でも食べ、元気に育ってほしいと願って、むし歯なく健康に育っていた5歳のりゅうと。「あめは大きくなったら食べようね」と約束して、手に届くところにあってもほしがらなかったので心配していませんでした。

　ところがある日、掃除をしているとあめの袋が思いがけないところからいくつも出てきました。お土産やプレゼントでもらったのを非常用バックから出して、私の留守中にこっそり食べていたようでした。はじめは聞いても「知らないよ。僕じゃないよ」と答えていましたが、もう一度「あめがなくなっているし、ゴミがいろんなところから出てきたけど？」と聞いてみると、「ぼくが食べたよ」と返ってきました。年長組になり、知恵もついてきての行動だったのでしょう。向き合って話した記憶はありますが、8歳になった息子に聞くと「あのときのお母さん、怖かったよ」と、記憶が残っているようでした。

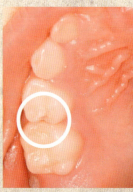

▲歯と歯の間にむし歯発見！歯科医院でみてもらうと前歯の間も含め合計4本のむし歯がみつかった

〝禁止〟でむし歯予防は難しい

一方的に「甘い物はだめ」と〝禁止令〟を出しても、納得がいかなければ、甘い物を隠れて食べるようになるだけです。子どもは話をしてもすぐに約束を守れるとは限りません。繰り返しどうして甘い物を適量で我慢しなければならないか、なぜバランスのよい食事や歯磨きが必要なのかを絶えずコミュニケーションをとって伝えてゆくことが大人の役割です。食べる、食べないも、好き嫌いも、成長のなかで身につけてゆくのです。

「ちゃんと説明してくれ」にこたえる

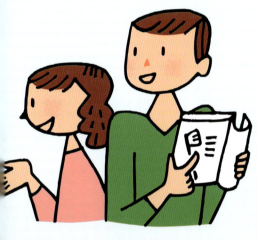

「ちゃんと説明してくれ」それが最大公約数の子どもたちの声です。その声にこたえ、大人は「なぜ甘い物を食べすぎたらいけないのか」「げんき号で食べるとどんな良いことがあるのか」などを説明します。実行できるときもあれば、そうではないときもあるでしょう。子どもは「そうかもしれない、でも……」と、どこかで外れたことをしたくなるのです。それでも、繰り返し説明をします。そのなかで子どもは成長していくのです。

何でも食べられること、好き嫌いが少ないこと、それは子どもたちにとって一つの自信です。歯医者さんが、歯科衛生士が至れり尽くせりで予防してあげるのではなく、自ら食生活に自信をつけていく。それが「食育」です。その結果としてむし歯がなくなるのです。

むし歯をきっかけに親子で話し合う

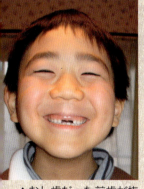

▲むし歯だった前歯が抜けてこの笑顔！

そして年長の夏休みの終わりごろ、夜の仕上げ磨きのときに、奥の歯と歯の間にむし歯を発見！（108ページ写真）　今度は怒るどころか「母親としても、歯科衛生士としても失格……」と、子育てに罰点だらけの採点をされたような感覚になりました。私が「ダメなお母さんだね」と言うと、夫からは「このむし歯が、成長するきっかけになれば無駄にはならないでしょ」と、思いもよらない言葉。さらに息子からは「ぼくがあめをたべたからできちゃったんだ」と反省する言葉が返ってきました。むし歯ができたことで悲観的になったり、あきらめてしまったりする親の気持ちがよくわかりました。でも、そのときだからこそ親子にとって何が大切かをいっしょに考えて、家族で「これからむし歯をつくらないようにがんばっていこうね」と誓うことができるのだと思いました。年長の終わりごろ、むし歯だった前歯が抜けて、親子で喜びました（左写真）。

いまではまわりの子どもたちが甘い物を食べていると、「むし歯にならないかな？」と心配したり、好き嫌いのある友だちと遊ぶときには料理をいっしょにつくったりし、むし歯を経験したことで、歯やからだを大切にする気持ちがより強く育ったと感じています。大人の歯はずっとピカピカで……。

<親と子の体験談2>

親子でむし歯を乗り越え、食生活の改善を目指した体験

大石ゆき（真子6歳）

食の悩み・むし歯の悩み

　離乳食開始から、育児書や雑誌などを参考にして、月齢に合わせた目安量を食べさせようとしていました。娘はなかなか食べず、いつも同じものをほしがりました。毎日の食事は、おにぎり、菓子パン、甘い卵焼き、コーンフレーク、野菜ジュースなどです。栄養バランスは気になりましたが、生きていくエネルギーを確保するなら、どんな手段を使ってでもよいと開き直り、楽な方へ楽な方へ、子どもの好むものばかりとなっていきました。

アトピーや喘息で病院通い

　栄養バランスが悪いせいか、アトピーや風邪、喘息など、1カ月に2回くらいは小児科にかかり、風邪も長引き、冬はほとんど外へ遊びに行けませんでした。娘は「食べたくない」と泣いて抵抗、私は何で食べないのかと娘を責めました。いま思うと、娘の気持ちを把握せず、育児のマニュアルを頼りに理想の育児と母親像ばかりを追っていた日々でした。

甘い物を減らす決心

　幼稚園入園前に奥歯4本がむし歯になってしまいました。食が細く、一度にたくさん食べられないのでお菓子をだらだら食べ、歯磨きは嫌いという、歯には最悪の環境のなかで、むし歯は一気に加速しました。

　どうしてむし歯になったのか、どうして病気になりやすいのか、ほしがっても泣いても面倒くさがらずに説明し、断固として甘いお菓子をあげませんでした。はじめの2週間くらいは移行期間で、甘いおやつが食べられないと、泣きわめき、なだめるのに大変でした。台所の砂糖も勝手に食べられないように気をつけました。そのぶん、抱っこしたり、ほめたり、大切にしていることを伝え、気持ちを満たす努力をしました。いっしょに遊ぶお友だちにも、甘くないおやつを食べて協力してもらいました。とにかく食生活の改善と生活リズムづくりに励みました。

野菜が増えるなど、食生活に変化が表れる

　次第に、おやつ中心だった食事が朝、昼、夕3度の食事中心となり、食べる量も増えて自ら進んで野菜のおかずも食べるようになりました。味覚も徐々に広がり、野菜やごはんの甘みなど、微妙な味もわかるようになってきました。つくる側も嬉しくなり、食事づくりに励みました。子どもも、友だちの家へ遊びに行った際にも、チョコレートやクッキー、グミなどは食べないと、自ら徹底していました。食生活の変化により我慢する強い気持ちが芽生え、心も成長することができました。

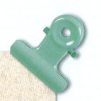

いまは、甘い物は1日1個

「我慢している自分がかわいそう」と、ときどき泣いて甘い物を食べたがるので、お砂糖2本分(3～6歳の砂糖の適量、72ページ参照)を子どもなりに考えて適量を食べるようにしています。甘い物を食べた後は、仕上げ磨きを念入りにさせてくれるようになり、むし歯の治療途中でもすこし安心できるようになりました。栄養のバランスもよくなったせいか、風邪をひくことも少なくなり、すぐに治るようになってきました。すこし痒がりますがアトピーもよくなりました。

子どものむし歯を機に、食生活を見直して元気なからだへすこしずつ近づいていくことができました。まだまだ、私たちの食のカリキュラムは途中の段階です。これからも家族で楽しい食事の時間を過ごせるように頑張っていきたいと思っています。

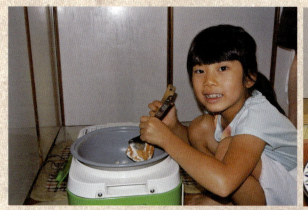
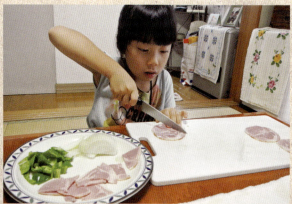
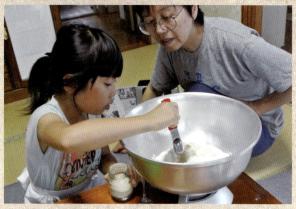

▲夏休みの自由研究でおばあちゃんと手づくりのピザづくり。いまは小学1年生。給食を喜んで食べています

<親と子の体験談3>

"甘い物ナシ"で育てられた私の体験談

神山ゆみ子（歯科医師）

むし歯予防のためだけだと思っていたけれど……

　私の父は歯科医師、母は管理栄養士です。子どものころ、甘い物を遠ざけて育てられました。甘い物に対する考え方はいまよりも厳しく、3歳すぎても日常的には"ナシ"で、いつも友だちの食べているお菓子をうらやましく思っていました。そして、高校生のころにお菓子をたくさん買って食べまくり、はじめてのむし歯を作ってしまいました。

　私は、子どものころからずっと両親が甘い物を遠ざけた理由はむし歯予防のためだけと思っていました。しかし、歯科医師になって学ぶうちにそれだけではなく味覚形成のためにも大事であったことがわかり、「何でも食べられて、歯もからだもじょうぶに育ったのは両親の子育てがあったからこそ」と感謝しています。

歯とからだを大切にする気持ちを育てたい

　幼稚園や保育園、子育てサークルなどで子どもたちに「おさとう2本分」（72ページ参照）の指導をしています。お菓子を食べすぎるとむし歯になってしまうこと、また、食事がしっかり食べられずじょうぶなからだをつくれないこともお話しします。指導を続けていくと、子どもたちは約束を守れるようになります。あめはとてもむし歯になりやすいとお話しした後には、「毎日食べていたあめが1週間に1回の決まった曜日だけになりました」とお母さんが報告してくれました。子どもたちは自分の歯とからだに興味をもち、大切にしようという素直な気持ちをもっています。

　専門家が幼稚園や保育園、歯科医院で行う健康教育は子どもたちに大きな影響を与えると思います。また、おうちでお父さんやお母さんが歯やからだに関する絵本を読んだり、食卓でげんき号を話題にしたりすることも立派な健康教育です。「あなたの歯がきれいでお母さんはうれしい」「最近、げんき号で食べるから風邪ひかないね。すごいね」そんな語りかけからもお子さんの健康観が育っていくと思います。

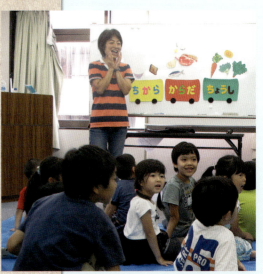

▲子どもたちへの健康教育の様子

子どもが病気のときはどうしたらいいの？

　いつもとびきり元気だった子どもも、高熱やお腹をこわしたときなどはぐったりして、食事量が減ります。親としては、甘い物でもよいから食べさせたくなります。こんなときどうしたらよいでしょうか。いつもと様子が違うときには医療機関を受診することが必要ですが、家庭での対応を小児科医師に聞いてみました。

低血糖への対処

　子どもがぐったりしていたら低血糖が心配です。糖類（ブドウ糖など）は生命維持に大事なものですが、子どもは糖類の体内での貯えが少ないので低血糖には注意が必要です。低血糖が疑われるときは、OS-1などの経口補水液で糖類の補給ができます。これを嫌がる子どもには、糖類の多いスポーツドリンクなどが飲みやすいので与えましょう。ご飯やパン、うどんなどが食べられたら、糖類のよい供給源になります。体内の糖類が不足すると、かわりに脂肪やたんぱく質から糖類を作ります。その過程でケトン体という物質ができ、これが腹痛や吐き気の原因になり悪循環におちいります。このように、低血糖の予防にはご飯・パン・麺類や甘味のあるもの（糖類）をとることが重要ですが、口からとれないときは点滴が必要です。

脱水への対処

　食事量が減っているときに、もうひとつ注意したいのは脱水です。チェックポイントは尿量です。1日3〜4回出ていればまず心配ありません。水分補給はある程度食事がとれていれば、水や麦茶でもよいのですが、食べていないときは、水や麦茶では糖類も塩分も補給できません。経口補水液がからだによいのです。スポーツ飲料やイオン飲料では糖類の量が多く、塩分が低いので向きません。以前は、下痢のときはミルクや牛乳はよくないといわれていましたが、ひどい下痢でなければ栄養補給にもなり便利です。乳児では、母乳が飲めていて、尿が出ていたらまず心配ありません。

　病気がよくなったら、元の食事に戻して「のどがかわいたら水を飲もう！」を実行しましょう。スポーツ飲料や赤ちゃん用のイオン飲料などは糖分が多く、むし歯の原因になります。しかも上記のように病気のときの水分補給には向きません。甘みがあるため、日常の水分補給につかうと子どもは水や麦茶を飲まなくなります。

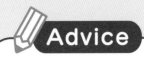

水分補給は経口補水液で

　嘔吐や下痢または高熱などで食事がとれないときには、経口補水液が必要です。スポーツ飲料は不向きです。脱水にならないように上手に水分補給をすることが大切です。

　嘔吐があるときは、30分〜1時間は飲んだり食べたりしないでください。すぐに飲ませるとまた吐いてしまい、さらにしんどくなります。まずは胃腸を休ませてあげます。落ち着いてきたら水分補給を開始します。最初は30〜50mL程度にし、そのまま落ち着いていれば、30分後に100mLというようにすこしずつ飲む量を増やしていくのがポイントです。

　このとき、スポーツドリンクはよくありません。嘔吐や下痢では水分とともに塩分もたくさんからだから失われます。スポーツドリンクは塩分が少ないので、これだけで水分補給をしていると、血液が薄くなって逆にぐったりしてしまいます。薬局などで売っているOS-1などの経口補水液がおすすめです。

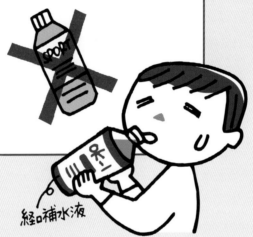

小児科医・福島久雄（大阪府堺市開業）談

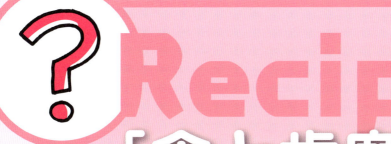

Recipe 9
「食と歯磨き」の疑問に答えます！

情報が溢れている現代ですから、判断に迷うことは多いものです。特に食べ物や歯磨きについての健康情報は判断に困ることがあります。本章では、保護者の方たちからよく聞かれる疑問にお答えする形でまとめてみました。ふと疑問に思ったとき、迷ったときに開いてください。本文のどこを参考にしたらよいかのナビゲーションもつけました。

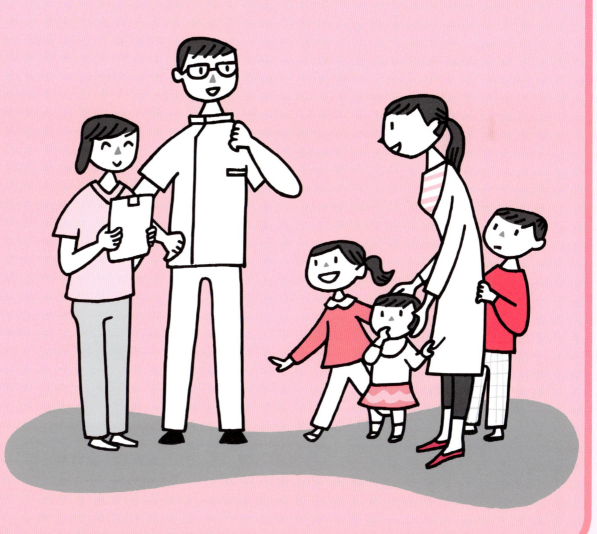

Q1 いつまで、"甘い物ゼロ"ですか？

A　3歳すぎまでが目標です。幅の広い味覚を育てるのが目的です。甘い物の魅力にとりつかれると「もっともっと」になりやすいのです。砂糖だけでない「おいしさ」を感じられる味覚をまずは身につけましょう。3歳以後はじょうずに選んで食べる「食の選択力」を身につけることが目標です。
（⇒子どもの味覚を育てる工夫については Recipe2 へ）

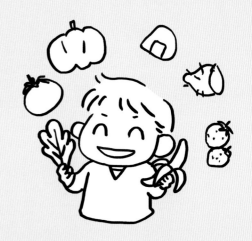

Q2 砂糖の限度量を守るためのポイントは？

A　甘い物以外でもおいしいと思えるような、味覚の幅を広げることがポイントです。おいしさの幅を広げるのです。おいしさは舌で感じるだけではありません。見ること、触ること、匂いなど5感をフル動員しているのです[1]。その5感のなかの一つのちょっとしたきっかけで食べられるようになることは皆さんもご自分で体験していると思います。食卓の楽しい雰囲気もおいしさを感じる大事なポイントです。まずは子どもが食べられる物を広げることで甘い物をほしがらなくなるのが理想です。一度、甘い物を好きにしてしまうと、そこから抜け出すことは容易ではありません。甘味は嗜好性が強いと言われています。嗜好性とは「はまってしまう」「甘味の強い満足感に、脳が乗っ取られる」などと説明されています[2]。（⇒砂糖の限度量については Recipe6 へ）

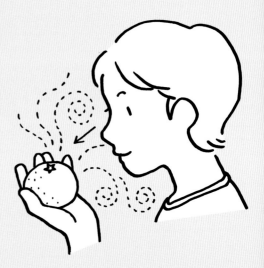

Q3 おやつを「もっと」とほしがるのですが……

A　ゼリー、プリン、アイスといった口当たりのよい、噛まないでも食べられるようなおやつはあっという間に食べてしまいます。それだけに、満足感が得られず「もっと」ということになりがちです。また、このような柔らかいものには糖分も多く含まれる傾向があり、たくさん食べることはむし歯の原因になります。

一方で、りんご、フランスパン、おにぎりなどしっかりと噛むお

やつの場合は、食べるのに時間がかかり、満足感を得やすいのです。こうしたおやつは糖分が少ない上に、よく噛むことでたくさんの唾液が出るためむし歯予防に効果的です。年齢に合ったおやつの目安量のなかで、甘いおやつ、噛むおやつを楽しんだり、またそれを組み合わせて「もっと」とならない工夫をするとよいでしょう。

Q4 食事をあまり食べません……

A あまり食べたくないときなど、いろいろ理屈をつけて駄々をこねるということがあります。そういうときは、「食べなくてよいよ」と言って、終わりにしてもよいでしょう．子どもの言いなりになることはありません。多くの場合はお腹が空いていないことが多いようです。外に出て、いっしょに遊び、お腹を十分すかせることが大事な点です．お腹が「ぺこぺこになる」空腹感は大切な学習体験になります。

(⇒仲間と取り組む食の工夫については Recipe5 へ)

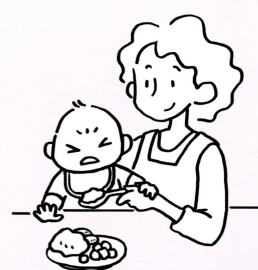

Q5 ついおかしをあげてしまうのですが……

A 2歳、3歳とだんだん知恵がついてきます。それに負けると、子どもの言いなりになりがちです「いまは食べる時間ではないよ」と毅然とすることも大事です。「それでも、あなたのことは大好きだよ」と愛情は十分に注いでください。その繰り返しで食事やおやつの時間のリズムが身につきます。子どもはこの親の毅然とした態度で、価値観を育てていくのです。

(⇒おやつのとりかたについては Recipe6 参照)

Q6 おやつの自立はいつごろですか？

A 3歳を過ぎて小学校に入る前までに、からだに大事なものを食べられる「食の選択力」をつけることが目標です。何でも食べられることは子どもたちにとって大きな自信になります。いつまでも一方的な禁止で過ごすと「隠れて食べる」ようになりがちです。甘い物も限度をわきまえて楽しめる味覚を形成すること目標です。小学生までの目標として、以下の2つを目指してください。
1. おやつの量と食べる時間を親と約束して、それを守る
2. 甘味や油脂などわかりやすい味にはまらない。本当のおいしさがわかる味覚をつくる

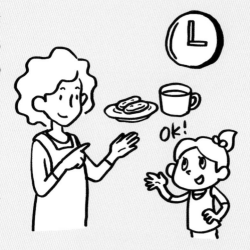

Q7 砂糖はそんなに悪い物ですか？

A 砂糖は調味料として素材の味を引きたてるようにつかうのがよいでしょう。

　砂糖の甘味は多くの人に強い満足感を与え、コントロールが難しいので、食べすぎてしまうのが欠点です。その結果が過食による生活習慣病とむし歯です。そこで、食べすぎの害を消すために、いろいろな商品が開発されています。糖分をとりすぎても吸収を抑える特定機能食品や、甘く感じても吸収できない代用甘味料はからだにとって本末転倒だと考えられます。おいしく食べて、健康につながるのが本来の姿です。

　砂糖の満足感に対抗できるのがだしによる旨味です。だしを効かせた調理は、甘いだけの料理に対抗できるのです。日本には旨味の文化があるので、それを大事にした食卓が、甘い物に偏りがちな食を正す基本になります。
（⇒甘い物とからだの健康についてはRecipe1へ）

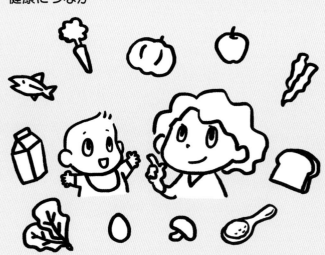

Q8 自然の甘味はどうですか？

A はちみつやメープルシロップ、黒砂糖、三温糖に含まれている糖の作用は、むし歯に対しては同じと考えてください。適量を守って上手につかうとよいでしょう。

チョコレート、はちみつ、糖蜜およびカンゾウのようないくつかの食品は、健康を保つ因子を含みますが、糖分含有量が高いためにむし歯をつくりやすいといわれています[3]。いったん、歯垢ができると砂糖以外の糖類（ブドウ糖や果糖等の単糖類）でも歯垢の中に酸が貯まり、むし歯の原因になります。WHO が推奨している砂糖の限度量 5%（72 ページ参照）ははちみつ、シロップ、野菜ジュースなどの糖分も含まれます。

歯垢の中にいるむし歯菌は私たちが食べた糖質を代謝して酸をつくり、歯を溶かします。その糖質である発酵性糖質には単糖（ブドウ糖、果糖、異性化糖、転化糖）や二糖（ショ糖、麦芽糖、乳糖、パラチノース、ラクツロース）、オリゴ糖（カップリングシュガー）があります。酸を作らない、むし歯の原因にはならない非発酵性糖質として糖アルコール（ソルビトール、キシリトール）などがあげられます[4]。

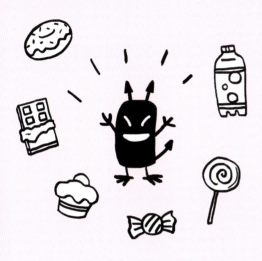

Q9 母乳はむし歯になりませんか？

A 母乳に含まれる乳糖はむし歯のリスクは高くないといわれています。しかし離乳が始まり、いろいろなものを食べるようになると、歯の表面に歯垢が溜まり、さらに夜間の授乳が重なるとむし歯のリスクが高まる可能性があります。たまの授乳では問題はないと考えられますが、歯が生えはじめたということは、咀嚼して栄養をとる時期がきたのだと考え、離乳に向け準備をすることが大切です。

Q10 いつから母乳以外のものをあげますか？

A 離乳の時期は 子ども自身に選ばせるといわれています。しかし、生後6カ月前後に新しい味を受け入れやすい時期があることがわかってきました[5]。この時期は「味覚の窓」と言われています。しかし、味覚の窓は徐々に閉鎖しはじめ、生後約18カ月までにほとんどの子どもたちは新しい食べ物に馴染みにくくなるといわれています。したがって、早い時期からすこしずつ野菜の味にふれさせるのが、よい作戦です。その時期を過ぎても、むりやり食べさせるようなことはせずに、すこしずつでも口に入れさせれば味覚が広がることが研究されています[6]。あきらめずに関わる食育が求められます。

Q11 おさえつけても仕上げ磨きはしたほうがいいですか？

A 押さえつけはよくありません。押さえたら子どもはかなりの力で嫌がり抵抗してきますし、親も子どももお互い疲れます。こんなことが毎日続くとお互い歯磨きの時間が憂鬱になります。子どもは、歯ブラシを見ただけで逃げ出すようになり、歯磨きが大嫌いな子どもになってしまいます。また、むし歯予防に効果的な歯磨きは歯ブラシを軽く動かす必要があり、親も子どもも力が入っているような状態ではそれが難しくなります。時間をかけてでもお互いにリラックスして仕上げ磨きができるようになる方がむし歯予防に効果的です。

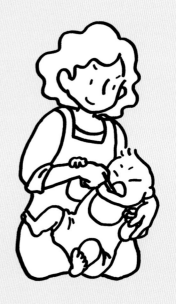

では、嫌がる我が子の歯を磨きたいときにどうするか、対策の具体例を紹介します。

①ママの仕上げ磨きが嫌ならパパや姉・兄に磨いてもらう。磨いてくれる人が代わるだけで気分が変わって磨かせてくれることがあります。

②ママが楽しくパパや兄弟の歯を楽しく磨いてみせる。磨いてもらった人が気持ちよさそうにすることがコツです。思わず「自分も磨いてもらいたい！」と思わせます。

③磨く環境（場所）を変えてみる。歯ブラシを変えてみる（歯ブラシにシールを貼る。油性ペンでデコレーションする）
④仕上げ磨きは嫌がるけど子ども自身で磨けるなら、本人に磨かせてみる。

　それでもどうしても仕上げを嫌がるときは無理に磨かなくてもいいでしょう。甘い物の摂取量が適量であれば、むきになって磨かなくて大丈夫です。仕上げ磨きは"楽しく"が基本です。
（⇒仕上げ磨きのコツは Recipe7 へ）

Q12 仕上げ磨きはいつまでですか？

A　小学校低学年まででよいでしょう。小学生になると手や目、からだの動きが発達し、歯磨き技術が飛躍的に上達します。練習すればひとりで上手に磨けるようになります。小学校低学年以降でも、子どもから磨いてほしいとリクエストがあれば磨いてあげてください。小学生時代は子どもの口の中のチェックが必要ですので　ときどきは仕上げ磨きをしながらチェックしてみましょう。

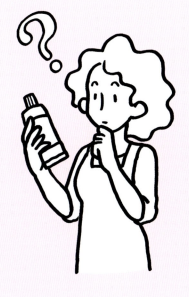

Q13 歯磨き剤はつけたほうがいいですか？

A　歯を磨くとき、歯面に付く歯垢を取り除くことがむし歯予防に効果的な歯磨きです。歯ブラシの毛先を歯面に届かせ軽く動かすことで歯垢はとれます。歯磨き剤を使っても、歯ブラシの毛先が歯面に届かなければ歯垢は残ってしまいます。歯磨き剤は使わないか、使うとしてもごく少量にするといいでしょう。

Q14 フロスは使ったほうがいいですか？

A　歯と歯の間にできるむし歯の予防になるので、できれば使ったほうがよいでしょう。歯ブラシと同様にまずは遊びから始めます。乳歯列が揃ってからのスタートでよいでしょう。歯磨きの

たびでなくとも、1日1回もしくは週に3〜4回の使用でも効果があります。歯と歯の間に隙間がなくくっついている場合や歯が重なって生えている場所に有効です。

歯と歯が隣接しているところに沿わせて、糸をそっと上下に動かし入れます。強く入れると歯ぐきに当たってしまい、傷つけてしまうことがありますので気をつけてください。

Q15 歯磨きをした後にごほうびで歯磨きタブレットをあげてもいいですか？

A 歯みがきタブレットなど歯磨きに関連した補助食品はいろいろとありますが、その効果はさまざまです。そのいくらかの効果を期待するよりも、「歯を磨いたら何も口にしない」習慣を身につけるとよいでしょう。

Q16 食後にガムを噛むとよいと言われたのですが……？

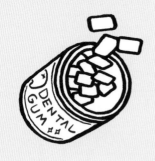

A ガムのむし歯予防効果として期待できることは唾液の分泌を盛んにすることです。それは理にかなっているのですが、食事が終わったら口の中には何も入れない食習慣を大事にしたいので、ガムを噛むことを習慣にすることは賛成できません。食事中にしっかり咀嚼することで唾液の働きは十分に果たされます。キシリトール入りのガムを食後に噛むことを勧める向きもありますが、同じ理由で勧めません。

Q17 噛むのが苦手のようなのですが……

A いつまでも食べものが口の中にある

いつまでも、もぐもぐして飲み込まないという悩みはよく聞きます。そんなときは無理に食べさせていませんか？　子どもは、口には入れても食べたくなければ口の中で遊ぶのです。そんなとき

には食事を終わりにしてください。一口の量を少なくすることも一法です。家族といっしょに食べる楽しい雰囲気をつくることも大事です。最大のポイントはお腹を空かせることです。これに勝ることはありません。よく遊び、よく寝る生活習慣が食べる意欲を育てるのです。

歯ブラシ嫌いは咬むことも苦手

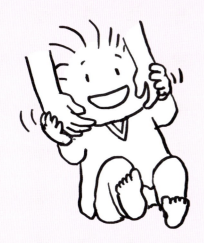

　咬むことは、全身の筋肉を使って行っています。特に口の周りの筋肉の発達には咀嚼が大事な働きをしています。咀嚼が足りないと口周りの筋肉が硬く、表情に乏しく、食べることが苦手な子どもになる可能性があります。結果的に歯ブラシも苦手で奥の歯を磨くときに磨きにくそうな表情をします。そのようなときには、膝に寝かせてやさしくマッサージして口周りの筋肉を柔らかにすることが必要です。ブクブクうがいを20秒、30秒と唇をしっかり閉じて長く続けることも、上手に食べることの練習につながります。

鼻つまりは、咬むのも苦手～口呼吸していませんか？

　鼻で息ができないと苦しくて口を閉じて咀嚼できません。唇を閉じないとしっかり咀嚼ができないのです。上手に咀嚼できないと舌を歯の間に差し込んで、無理に嚥下する癖がつきます。歯並びにも影響しますし、くちゃくちゃ音をだしながら食べるようにもなりがちです。咬むのが苦手なのは単に鼻が詰まっているだけのこともあります。食事の前に鼻をしっかりかむことも大事なのです。鼻炎などがあれば耳鼻科へ相談に行ってください。

　日ごろぽかんとして口を開けていませんか？　習慣で口を開けていることもあるので、その場合は口やかましくならないように、まめに注意することも大事です。いつまでも続くようでしたら歯科医に相談してください。

よく噛める子どもへの道筋

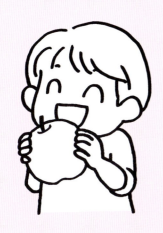

　食べる意欲が出てきたら、大きな食べものをかじり取らせてください。自分の口より大きなものをかじりとるのは大事な体験です。りんごの丸かじりや、お肉、野菜などを大きめに調理してかじり取り、奥歯ですりつぶすことが、顎の発達にも大事なのです。咀嚼が十分に行えるようになることで食材のおいしさも味わえるようになり、味覚の幅が広がります。そのおいしさが食べる意欲を広げることにつながってきます。

あとがき

　私たちの子どもはむし歯なく元気に育っています。
　それを支えてくれたのは、歯科関係者が集う勉強会（横浜で活動する横浜歯科臨床座談会、むし歯予防研究会）で培ってきた子どもの生活全般、食事に気を配る優しい育児です。実践してみると〝面白く、忙しい私たちにもできる育児だ〟と感じました。
　また、幼稚園や保育園で管理栄養士とともに行う食育の現場で、〝楽しい演出をすることで、食べられなかったものを食べられる瞬間〟をたくさん目にしてきました。その経験も私たちの子育てにおおいに役に立ちました。年齢に応じた子育ての悩みがあるなか、食べることに関する悩みはあまりなく、それは安心した暮らしにつながりました。そして、「お母さんといっしょにご飯をつくると楽しいね」「お母さんが作ってくれたご飯、おいしいよ」そんな言葉が飛び交う毎日はとても楽しいです。そんな日常を記録した写真と、私たちが受け継いできた子育て、私たちが子育てしながら感じたことをこの本に盛り込みました。
　この本を手にとってくださった皆さんが楽しい食卓を演出したり、お子さんが歯磨きが上手になったりするきっかけになればとてもうれしいです。そして皆さんの生活がより安心したものになることを願っています。
　この本はたくさんの方々の想いとご協力により完成しました。はーみーの前身であり丸森賢二先生の意思を引き継いだ子育てサークル「はじめの一歩」のメンバー佐藤文子さん、佐藤理恵さん、堀江理恵さん、生田美千枝さん方の思いをまとめることができました。
　たくさんのことを学ばせてくれた、指導で出会った子どもたち、お母さん・先生方、楽しい子育てに憧れを抱かせてくださったむし歯予防研究会の諸先輩方、いっしょに子育てをした仲間たち、体験談・写真で参加してくださった皆さま、ありがとうございました。また、現在子育て中の編集の山崎聡子さん、この子育てを実践された前編集の石飛あかねさんに心より感謝いたします。
　最後になりますが、今回の書籍の元になりました「子どもの歯の健康　5部作」で確かな指針を与えていただいた著者の方々、丸森賢二先生、鈴木祐司先生、鈴木和子先生、黒岩　勝先生、榊原紀美子先生に心より感謝申し上げます。

2017年12月
今村幸恵、神山ゆみ子

参考文献

Recipe 1 参考文献
1) Koo H, Falsetta ML, Klein MI : The exopolysaccharide matrix: a virulence determinant of cariogenic biofilm. *J Dent Res*. **92**(12):1065-73, 2013.
2) Ole Fejerskov, Bente Nyvad, Edwina Kidd ：Dental Caries　The Disease and its Clinical Management　3rd Edition. WILEY,2015. Dental Caries 3rd ed.2015,139-140.
3) 丸森英史：食生活と歯の健康．ジーシー，東京，2008
4) Vos MB, Kaar JL, Welsh JA　et al : Added Sugars and Cardiovascular Disease Risk in Children: A Scientific Statement From the American Heart Association.*Circulation*,**135**(19):e1017-e1034,2017.
5) Aubrey Sheiham, 新庄文明:21世紀の口腔保健戦略の確立に向けて.歯界展望，**127**(3):572〜581,2016.

Recipe 2 参考文献
1) ネスレ栄養科学会議監修，小川佳宏・加藤茂明・塩田邦郎・中尾光善・酒井寿郎・福岡秀興著：栄養とエピジェネティクス．建帛社，東京，2012，93〜95.
2) 鈴木和子：離乳食アンケート．小児歯科臨床，**20**（5）：49，2015.
3) ビー・ウィルソン：人はこうして「食べる」を学ぶ．原書房，東京，2017

Recipe6 参考文献
1) 川島隆太:頭のよい子に育てるために3歳から15歳までの間に今すぐ絶対やるべきこと.アチーブメント出版，東京，2017，154〜156.

Recipe7 参考文献
1) 向井美惠：お母さんの疑問にこたえる　乳幼児の食べる機能の気付きと支援．医歯薬出版，2013.

Recipe8 参考文献
1) Aubrey Sheiham, 新庄文明:21世紀の口腔保健戦略の確立に向けて.歯界展望，**127**(3):572〜581,2016.

Recipe 9 参考文献
1) ゴードン・シェファード：おいしさの脳科学．インターシフ，東京，2014.
2) 丸森英史, 伏木 亨:対談 歯科における「食支援」「食教育」の可能性. 歯界展望，**122**（4）：685〜703，2013.
3) Paula Moynihan : Foods and factors that protect against dental caries.*Nutrition Bulletin*,**25**(4):281–286, 2000.
4) 高橋信博：隠れた甘味料発見のために再確認しよう！　う蝕の原因になる甘味料．歯科衛生士，**449**：32〜33，2014.
5) Coulthard H, Harris G, Fogel A : Exposure to vegetable variety in infants weaned at different ages. *Appetite*,**78**:89-94,2014.
6) ビー・ウィルソン：人はこうして「食べる」を学ぶ．原書房，東京，2017.

著者プロフィール

丸森英史　歯科医師

1974年　東京歯科大学卒業、丸森歯科医院（横浜市中区）勤務
2002年　丸森歯科医院院長
1990～2012年　横浜歯科臨床座談会代表
40年以上にわたって歯科疾患の「予防」を重視した臨床を実践。患者さんが自分で自分の健康を守れるよう、食生活のアドバイスや保育園・幼稚園などでの啓発教育に力を入れている。3児の父。孫は0歳、1歳。

神山ゆみ子　歯科医師

1995年　神奈川歯科大学卒業
同　年～鈴木歯科医院勤務
2016年～今村歯科医院勤務
診療室での勤務とともに、子どもたちへの健康教育をライフワークとして、保育園、幼稚園、親子サロン、子育てサークルなどでの活動にも取り組む。スポーツが大好きな男児の母

今村幸恵　歯科衛生士

1990年　湘南短期大学歯科衛生士学科卒業
同　年～　丸森歯科医院勤務
1998年～今村歯科医院（横浜市神奈川区）勤務
2016年～今村歯科医院（横浜市戸塚区）勤務
2001～育児サークルはーみー代表
むし歯予防研究会、歯科保健教育勉強会で学び、歯科診療室勤務のかたわら、保育園、幼稚園、小学校、子育てサークル「はーみー」から発展した複数の子育てサークルで子どもの健康教育の開明に取り組んでいる。2児の母

鈴木和子　管理栄養士

1959年　神奈川県立栄養短期大学卒業
1965年～2016年　鈴木歯科医院（横浜市戸塚区）勤務（食事指導、むし歯予防教室）
丸森賢二先生からの学びを生かして幼稚園や保育園での楽しい食育をはじめて26年。目標とした「食事を選んで作れる大人」になった卒園生やその親から便りが届き、幼児期の食育の手ごたえを感じている。4児の母。孫4人

今村智之 歯科医師

1991年 日本大学歯学部卒業
同 年〜鈴木歯科医院(横浜市戸塚区)勤務
1997年〜今村歯科医院(横浜市神奈川区)勤務
2016年〜今村歯科医院(横浜市戸塚区)開業
1998年〜むし歯予防研究会世話人
父親の立場で多くの育児サークルに参加し、子どもたちが楽しく食と歯磨きを学べるように工夫を凝らし、会を盛り上げることに尽力している。2児の父

ママになった歯科医師・歯科衛生士・管理栄養士が伝えたい！
食育とむし歯予防の本　　　　　　　　　ISBN978-4-263-44515-0

2018年1月10日　第1版第1刷発行
2019年7月20日　第1版第4刷発行

監修　丸森英史

発行者　白石泰夫

発行所　医歯薬出版株式会社
〒113-8612　東京都文京区本駒込1-7-10
TEL．（03）5395-7638（編集）・7630（販売）
FAX．（03）5395-7639（編集）・7633（販売）
https://www.ishiyaku.co.jp/
郵便振替番号 00190-5-13816

乱丁，落丁の際はお取り替えいたします　　印刷・木元省美堂／製本・榎本製本
Ⓒ Ishiyaku Publishers, Inc., 2018. Printed in Japan

本書の複製権・翻訳権・翻案権・上映権・譲渡権・貸与権・公衆送信権（送信可能化権を含む）・口述権は，医歯薬出版(株)が保有します．
本書を無断で複製する行為（コピー，スキャン，デジタルデータ化など）は，「私的使用のための複製」などの著作権法上の限られた例外を除き禁じられています．また私的使用に該当する場合であっても，請負業者等の第三者に依頼し上記の行為を行うことは違法となります．

JCOPY ＜出版者著作権管理機構　委託出版物＞
本書をコピーやスキャン等により複製される場合は，そのつど事前に出版者著作権管理機構（電話 03-5244-5088，FAX 03-5244-5089，e-mail：info@jcopy.or.jp）の許諾を得てください．